鲁兆麟　贾海忠
中医传承对谈录

鲁兆麟　贾海忠　著

中国中医药出版社

·北　京·

图书在版编目（CIP）数据

鲁兆麟贾海忠中医传承对谈录/鲁兆麟，贾海忠著 . —北京：中国中医药出版社，2014.10
ISBN 978 - 7 - 5132 - 1793 - 4

Ⅰ.①鲁…　Ⅱ.①鲁…　②贾…　Ⅲ.①中医学 - 临床医学 - 经验 - 中国 - 现代　Ⅳ.①R249.7

中国版本图书馆 CIP 数据核字（2014）第 014442 号

中 国 中 医 药 出 版 社 出 版
北京市朝阳区北三环东路 28 号易亨大厦 16 层
邮政编码　100013
传真　010 64405750
北京市泰锐印刷有限公司印刷
各地新华书店经销
*
开本 710×1000　1/16　印张 13　字数 213 千字
2014 年 10 月第 1 版　2014 年 10 月第 1 次印刷
书　号　ISBN 978 - 7 - 5132 - 1793 - 4
*
定价　35.00 元
网址　www.cptcm.com

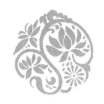

内容提要

　　本书是鲁兆麟和贾海忠教授师徒二人关于中医精粹的系列对话，涉及中医理论和诊治技术的核心问题，是两位作者对中医长期思考和临床体会的真诚奉献。

　　本书内容包括 15 章，分别探讨了中医认识疾病的开端、万物生灭转化的本原、万物一切变化的藩篱、万物一切变化的关系、不可逆转的生命节律、人体可以流动的成分、部位固定的人体器官、器官组织之间的联系通路、疾病产生的祸根、疾病产生的原理、发现与确定疾病的方法、恢复健康的原则、恢复健康的方药、恢复健康的非药物疗法、不生病的学问。

序一　中医人的心愿

中医在发展的过程中，一直强调传承，毛泽东、周恩来等老一辈革命家都十分重视中医的发展，发表过十分重要的批示，周恩来亲自过问并组织创建了北京、上海、南京、成都、广州五所中医学院，至今已经历五十七年。我的恩师任应秋先生仙逝也已经二十九个年头，而我们伟大国家飞速发展，今日已昂首屹立在世界之林，叹为仰见。

中医药自古至今都是私塾授受，名家辈出，迄今为止，已有名家万余人，金元时期仅有不到百年历史，却出现了历史上赫赫有名的刘完素、张元素、李杲、张从正、朱震亨五位至今影响深远的医家，人称"金元五大家"，至今一直被后人传承。明代著名中医药学专家李时珍集毕生精力亲自撰写了举世瞩目的名著《本草纲目》，已被多个国家译成多种文字，流传国外，影响世界。被选为当今三十位国医大师之一的王绵之先生乃南通当地传承了十七代的著名方剂学家，影响了当代无数临床医家。由此，让我对中医教育，产生了很多思考。

其一，中医的传播仅采用集体办教育的模式行吗？我在长期的教学和编教材的过程中，一直在思考和感悟，随着时间的推移，终于在67岁退休后，有更多闲暇时间思考这个问题，才感悟到应该怎样传承中医药。回想在1984～1989年任教务处副处长期间，我曾与教育部一名司长接触，当时我有一种想法，中学生文理分科是不正确的，但当时并没有更多的理由。事情已经过二十余年，现在教育部提出，高考要提高语文的分数，降低外语的分数比例。我当时只有一种想法，中医药是中国的国粹，不能随意丢掉！20世纪90年代初，一位教育部副部长曾在武汉大学讲过一句话，中国对世界的最大贡献有二，一是中文，一是中医。联想我的老师任应秋先生在编写《中医各家学说》教材中说：宇宙自然界是连续的气与不连续的形的统一。因此，我有意识读中国古代哲学方面的书。随后，我曾拜访过北京大学教授冯友兰先生、人民大学教授张立文先生，并读他们的著作，在读到张立文先生《中国哲学范畴发展史》上卷《天道篇》时，发现书中的十八个范畴，均与中医有关，继续读下篇《人道篇》时，才理解任老师在《各家学说》中的那段话。国家中医局考试中心让我审《中医师考试大纲》，在审阴阳这一章时，我就在阴阳对立、阴阳互根、阴阳消长、阴阳转化之前，补充了阴阳的一体思维，这句话来源于张立文先生《中国哲学范畴发展史·天道篇》中"一二论"，因此我在国子监召开的"中医文化论坛"中提出了中医"一"的思维，后来我的学生将这一观点发表在北京中医药大学学报上，这个观点有助于中医理论水平的提升，也有助于对藏象学说的理解。

其二，在研究中药学时我提出了要改中药学为中药药象学的方案。因为，地球上的生物体，包括动物、植物、细菌、病毒等，每个生物体都要生存、繁衍后代，适应宇宙及地球的变化，高级生物体适应能力较差，反应较慢，而低级的生物体反应较快，适应性较强，变异较快。随着科技的进步，人们认识疾病的种类越来越多，据中国工程院统计，1908年内科疾病的种类仅375种左右，人的脑子是记得下来的，到2008年统计已达到6795种，过去还有内科专家，现在内科主任仅是一个行政管理者，而按其业务专长，则分为脑病专家、心血管专家、肝病专家、肾病专家、消化系统专家等，无一人敢称大内科专家。中医则认为活得舒服、活得长是养生的最终目的，用专业术语来讲，提高生活质量、延长寿命是中医人的最高目标。而中医用的药材都是从地球上采来的，凡是味道好、有营养价值、寒热温凉差异不大的，都被称为食物，而寒热温凉差异较大、口感不好、没有或很少营养价值的就被称为中药，介于食物与药物之间的能够改变食物口感的，可以作为调味品，如生姜、大料、葱、蒜、花椒、辣椒、盐等，它们既可以作为食物中的调料，又可以作为中药材，故而，中药材中既包括生物体的各种阶段的实材，也包括各种调料、各种食物等，所以元代医家专门写过一本书，名《食疗本草》，至今仍受到人们的关注。中医有一句名言——药食同源。鉴于全国各地，气候环境条件不一，又有道地药材的称谓，又因采摘时间的不一，疗效有不同，因此各种药材才有不同的名称。如川贝母与浙贝母，功效有差异，名称不相同。再有如云茯苓即云南产的茯苓，质量最好，故称之；广东新会地区的陈皮质量最好，故又称新会皮等。鉴于中药与地区、动植物品种、功效等都有相关性，所以中药学应改革为"中药药象学"。

其三，中医方剂学的改革，我也有自己的想法，至于其他各科的改革，同样，我也有自己的主张。

鉴于以上几点，我在该书中拉拉杂杂说了一些与中医理论、中药、方剂及其他各科改革的话。中医传承过程中，老师的思想要改革，学生对中医的理解不要僵化、不要局限。只有老师认真地教，学生举一反三去领悟、勤学多实践，中医传承之路才会越走越宽广。殷切希望中医后继有人，完成一个中医人的心愿。

寥寥数语，以此为序。

鲁兆麟

癸巳年冬月于兆麟堂·国家名老中医传承工作站

序二　中医传承之道

　　传承虽为师徒之事，却是各行各业发展之根本，中医数千年的传承，成就了既往中医的辉煌。近百年来伴随着西方文化强势传入，西医逐渐占据中国医疗的大半江山，现代中医教育和研究在经历了数十年的"邯郸学步"之后，发现已经进入了非常尴尬的阶段，很多懂点西医的现代中医运用中医治病的临床疗效远远不如纯中医。深思熟虑之后人们发现这是西化的中医教育所致，因此，中医师承教育在有识之士千呼万唤后得到了高度重视。

　　我经过30多年的中医学习和实践，逐渐清晰地认识到，中医传承必须做好以下三点。

一、拜良师

　　唐代韩愈的《师说》有言："师者，所以传道、授业、解惑也。"作为中医，我们非常需要"传健康之道、授中医之业、答学生之疑"的良师。

　　1980年秋我开始大学阶段的中医学习，1985年夏毕业后开始从事临床工作，虽然能够将所学知识用于临床并取得一定的疗效，但还是会对很多疾病束手无策，因此1993年秋开始拜在史载祥教授门下，完成了中西医结合硕士和博士的学习，临床思路更加开阔，临床疗效更得患者认可。2008年12月有幸被选为第二批全国优秀中医临床人才研修项目人员，拜在中医大家李少波、薛伯寿、鲁兆麟老师门下，理论和临床水平又得加持。

二、善做徒

　　孔子在《论语·述而》中讲到"三人行必有我师焉。择其善者而从之，其不善者而改之。"这是在教诲我们，要善于做学徒，师无完人，学生必须学会把老师完善的东西学到家，老师不完善的东西使之更加完善。

　　做徒弟要有恭敬心，谦虚好学；做徒弟要有大胸怀，能够装得下各种学术观点，善于学习各种临床技能；做徒弟要善于以实践判断老师传授的知识，切不可以己之见判断其正误。

三、弘善业

医为善业，值得我们毕生从事，还要能够传承弘扬。

我在跟随鲁兆麟老师学习过程中，深感当今中医教育忽略了很多精粹内容，所以提议我们师徒共同就中医精粹传承进行系列对话，以期能够帮助困惑中的中医学子走向不惑，坚定学好中医的信心。

2012年，从春至秋，历时三季，我们师徒每周一次对话，终成是篇。虽尽力为之，仍难免管窥之见，有见多识广之士不吝赐教，则幸甚矣。

贾海忠

2013 年 12 月

目　录

第一章　中医精粹的根本　/1

一、中医目标：活得舒服和活得长 ················· 1

二、中医认识的方法之一：把握藏象 ··············· 2

三、中医认识的方法之二：把握"数理"和"易理" ······· 2

四、中医治疗疾病的境界：个体化治疗 ············· 4

五、中医治好疾病的根本：理论的真理性 ··········· 4

六、中医理论的总源头：天人合一的观念 ··········· 4

第二章　气——万物生灭转化的本原　/6

一、宇宙自然万物都是连续的气和不连续形的统一 ····· 6

二、脾胃为后天之气的源头 ····················· 7

三、气不为一 ································· 9

第三章　阴阳——万物一切变化的藩篱　/10

一、"阴阳一体"才是阴阳学说的重中之重 ·········· 10

二、阴阳强调的是属性 ························· 11

第四章　五行——万物一切变化的关系　/13

一、被误解的五行 ····························· 13

二、对五行严重误解的原因 ····················· 14

三、五行是五种属性之间的转化 ················· 16

第五章　时序——不可逆转的生命节律　/17

一、昼夜节律在人体 ··························· 17

二、月节律与疾病 ····························· 18

三、年节律与温病 ····························· 19

四、运气节律与瘟疫 ……………………………………… 20

五、人群中疾病规律发生的差异取决于自己的体质 ……… 20

第六章　精气血津液——人体可以流动的成分　/22

一、精气为何物 ………………………………………… 22

二、血为何物 …………………………………………… 23

三、津液为何 …………………………………………… 24

四、精血津液统一于气 ………………………………… 24

第七章　脏腑——部位固定的人体器官　/26

一、藏象不是脏腑 ……………………………………… 26

二、脏腑化生精气血津液 ……………………………… 28

三、奇恒之府非脏非腑 ………………………………… 30

四、脏腑是如何相互联系的 …………………………… 31

五、藏象学说的价值 …………………………………… 32

六、七情致病的条件 …………………………………… 33

七、七情治病的技巧 …………………………………… 33

八、神与脏腑的微妙关系 ……………………………… 34

九、古代名医谈脏腑 …………………………………… 36

第八章　经络——人体器官组织之间的联系通路　/39

一、什么是经络 ………………………………………… 39

二、如何证明经络的存在 ……………………………… 40

三、经络系统不仅存在于外周，也存在于中枢神经系统 … 42

四、经络的作用 ………………………………………… 43

五、为什么十二经气流注次序是从肺开始 …………… 44

六、经络系统是个伟大的发现 ………………………… 44

七、经络不仅仅指导疼痛性疾病的治疗 ……………… 45

八、经筋、皮部理论是经络学说不可忽视的部分 …… 47

九、针灸经络是中医中最精彩的部分 ………………… 47

十、手法当中有大学问 ………………………………… 47

十一、经络理论如何有效指导中药的应用 …………… 48

第九章　病因——疾病产生的祸根　/50

一、病因有多少 …………………………………………… 50

二、七情如何致病 ………………………………………… 52

三、六淫与六气 …………………………………………… 52

四、中医和西医病因分类的异同 ………………………… 53

五、戾气是什么 …………………………………………… 56

六、饮食如何致病 ………………………………………… 57

七、痰饮、瘀血、结石是病因吗 ………………………… 59

八、劳逸过度如何致病？ ………………………………… 61

九、虫兽金刃致病的特点 ………………………………… 62

十、疾病迟发 ……………………………………………… 63

十一、鬼神如何致病 ……………………………………… 64

第十章　发病——疾病产生的原理　/66

一、病因和疾病之间有绝对的对应关系吗 ……………… 66

二、情绪病的根在哪里 …………………………………… 66

三、六淫病的病根在哪里 ………………………………… 69

四、"水土不服"是怎么回事 …………………………… 70

五、复合因素是发病的主要机制 ………………………… 71

六、饮食失宜发病的条件 ………………………………… 72

七、劳逸如何导致疾病 …………………………………… 73

八、"从化理论"的依据 ………………………………… 73

九、虫兽金刃致病 ………………………………………… 74

十、病因和发病密不可分 ………………………………… 74

第十一章　诊断——发现与确定疾病　/75

一、诊法是中医诊病的关键 ……………………………… 75

二、四诊原理的灵活应用 ………………………………… 76

三、四诊注意事项 ………………………………………… 77

四、中医诊断面临的困难有哪些 ………………………… 82

五、西药对临床症状的干扰不能忽视 …………………… 83

六、回光返照如何识别 ……………………………………………… 84

七、"脉症从舍"的荒谬 ……………………………………………… 85

八、中医的双重诊断 ………………………………………………… 87

九、"证"就是证据 …………………………………………………… 88

十、"候"的含义 ……………………………………………………… 90

十一、辨证体系之间没有优劣之分 ………………………………… 91

十二、"六经"提法值得商榷 ……………………………………… 92

十三、灵活应用各种辨证方法 ……………………………………… 94

第十二章　治则——恢复健康的原则　/97

一、治则和治法的区别 ……………………………………………… 97

二、治则正确为什么不同医家疗效不一样 ………………………… 98

三、中医和西医的治疗原则有何差异 ……………………………… 100

四、如何掌握好治则和治法 ………………………………………… 101

第十三章　方药——恢复健康的工具　/102

一、"四气五味"就是中药里的阴阳五行学说 …………………… 102

二、根据药效定药物性味是中药学理论的一个缺陷 …………… 103

三、以唯成分论研究中药不是一个正确方向 …………………… 105

四、药材采收时节密切关乎中药的功效 ………………………… 108

五、"耗子点头"不具备评价中药功效和安全性的资格 ……… 108

六、中药是重复检验疗效可靠的药品 …………………………… 109

七、中药有毒无毒 …………………………………………………… 110

八、传统中药理论的核心是什么 ………………………………… 111

九、要充分认识到中药的整体趋向性和功效性的统一 ………… 112

十、药物的五味是如何起作用的 ………………………………… 113

十一、中药药物功效与身体特定状态密不可分 ………………… 114

十二、似懂非懂的"升降浮沉" …………………………………… 115

十三、药材如何才能"药食两用" ………………………………… 117

十四、药物归经研究中的乱象 …………………………………… 117

十五、方剂的君臣佐使 …………………………………………… 118

十六、对药物七情配伍的曲解 …………………………………… 123

十七、"十八反、十九畏"质疑 ·················· 123

十八、什么是"水土不服" ·················· 125

十九、同样疾病为什么不同地区用药会有很大差异 ·········· 125

二十、何谓道地药材 ·················· 126

二十一、药物作用与采收时间 ·················· 126

二十二、不同药物部位的作用差异 ·················· 126

二十三、药物煎煮的学问 ·················· 127

二十四、药物服用的讲究 ·················· 129

二十五、药物剂型的选择 ·················· 132

第十四章 非药物疗法——恢复健康手段 /134

一、饮食疗法 ·················· 134

二、食品分温凉 ·················· 136

三、胃肠外食积需要减食治疗 ·················· 139

四、炒焦的食品治伤食 ·················· 140

五、反季食品要少吃 ·················· 141

六、食物配伍有原则 ·················· 141

七、酒的使用要正确 ·················· 142

八、针刺疗法更高明 ·················· 144

九、穴位治病的原理 ·················· 147

十、时间针灸法 ·················· 148

十一、针刺治疗的最高境界 ·················· 149

十二、针刺手法是取得疗效的法宝 ·················· 150

十三、针刺选穴的学问 ·················· 151

十四、针灸穴位配伍 ·················· 152

十五、穴位针刺顺序对疗效的影响 ·················· 152

十六、如何让针灸疗效持久 ·················· 153

十七、如何看待纷繁的针灸方法 ·················· 154

十八、了解艾灸 ·················· 155

十九、穴位敷贴 ·················· 159

二十、天灸 ·················· 161

二十一、了解推拿 ·················· 161

二十二、情志疗法原理 ……………………………………… 164

二十三、香熏治病原理 ……………………………………… 168

二十四、环境疗法原理 ……………………………………… 170

二十五、气功治病的秘密 …………………………………… 173

第十五章　养生与防病——不生病的学问　/178

一、养生的最终目的 ………………………………………… 178

二、养生最重要的是什么 …………………………………… 179

三、如何养心 ………………………………………………… 180

四、衣食住行与养生 ………………………………………… 182

五、气功与养生 ……………………………………………… 184

六、运动与养生 ……………………………………………… 184

七、饮食与养生 ……………………………………………… 184

八、睡眠与养生 ……………………………………………… 185

九、房事与养生 ……………………………………………… 186

十、养生从何时开始 ………………………………………… 188

第一章　中医精粹的根本

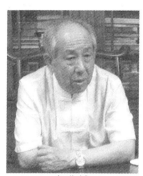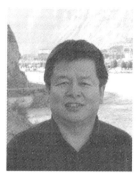

鲁兆麟　　　　　　　　贾海忠

一、中医目标：活得舒服和活得长

贾：现在我们学中医的人对中医知识有所了解，但是学完后对中医的整体总觉得把握还不够，尤其是年轻的大学毕业生，学到的中医知识比较零碎，连贯性不好。当涉及学校学习和教材之外的知识就更感到迷茫，因此，把中医精粹整理出来对学习中医的人是非常有益的。中医很讲传承，讲源流，即一开始起源于哪里，中医的根在哪里，中医是怎么变化发展的，中医精粹到底包括哪些东西？请您先给我们讲讲吧。

鲁：五千年前，人在生产劳动过程中必然会产生身体的不舒服，中医是为解决这些不舒服而积累的经验方法。中医最终的目标就两个：活得舒服和活得长，即提高生活质量和延长寿命。如果身体不舒服地活着，还活得时间长，那就是受罪。所以看病的目标也是这两个。现代医学把疾病分为很多类型，把疾病治好了，有它一定的道理。中医治病的目的是维持一个人高质量的长时间的活着，也是整个医学的目的。

二、中医认识的方法之一：把握藏象

贾：在认识疾病时中医和西医是不一样的，两者之间差距最大、科学性最强、经久不衰的东西是什么？

鲁：中医是站在整体的角度来考虑疾病，西医是站在人的局部来考虑疾病。从解剖学的角度就可以看出来。西医讲心脏、肝脏、肾脏、脾脏等脏器，中医只有五脏六腑，后来发展成为六脏六腑。六腑中还有按照目前西医思维不能理解的，比如三焦。但中医里面也缺很多东西，比如前列腺、胰腺等都没有。中医最缺的一项是五脏六腑中没有大脑。奇恒之腑中有大脑，但是主要的是六脏六腑，管理着人体整个生理过程。中医脏腑的核心不是脏器，脏器是西医的器官，而中医脏腑系统叫藏象。

贾：什么是象？

鲁：中医思维中，本身并没有把脏腑只当做一种实质性的器官，而是包含象的系统。象思维是中医的一个重要思维。中医理论是在战国到汉代期间形成的，是建立在《黄帝内经》基础上的。《黄帝内经》中专门提到了五脏六腑、奇恒之腑，这些都是中医的认知。在中医认知中，五脏六腑都提到了藏象，如阴阳应象大论。象是表象、现象，身体不舒服的表现、现象，是人体脏腑功能不协调的表现。

贾：这个"象"是否能理解成"能被人们感知的一切表现"？

鲁：中医的脏腑和西医的脏器是两个概念。西医的脏器就是指器官，一个实质性的东西，看得见、摸得着的。从脏器的角度来认识疾病，在现代社会来看这是非常实际的、非常合理的、非常先进的。实际上人身上很多的表现是说不出到底来源于什么具体东西的。

三、中医认识的方法之二：把握"数理"和"易理"

贾：听您讲解之后，我觉得"象"除了指正常的现象和表现之外，实际上我们中医更强调病态的表现。通过病态的表现与正常的进行比较来认识疾病，这是我们中医认识疾病的一个开端。另外，还有一个在教材里没有讲，但是我觉得还是很重要的概念，就是"数"，请您给我们讲一下。

鲁：中国古代的"数"就是一二三四五六七八九十零，由一到零，而且这些数字中有好多跟中医有很重要的关系。比如：中医里的四诊八纲，通过望、闻、问、切四诊的把握，能对病人的身体情况基本把握。

贾：在中医里的"数"，包括阴阳是二，五行是五等等。除了这些外，"数"在我们中医中还有没有其他的应用。

鲁："数"在中医中的应用特别关注"一、二、三"。在古代哲学思想中特别强调"一"，《黄帝内经》中说"阴阳者，数之可十，推之可百，数之可千，推之可万。万之大，不可胜数，然其要一也。""一"的概念是中医里非常重要的概念。张立文写了本书叫《中国哲学范畴发展史》，书中共有十八论、天论、五行论、常变论、气论、聚散论、物论、阴阳论、动静论、无极太极论、道器论、理气论、心物论、一二论、体用论等。这些哲学思想在中医里都能找到应用。张立文写了两本，分为天道篇和人道篇，天道篇讲自然界，人道篇讲社会。传统儒家思想讲中庸，中庸论和现在提倡的和谐很一致，社会是如此，人体也是如此，人体各系统需要和谐。现在很多电视节目都在宣扬提高免疫力，这不是中医的思维。这是在强调某一个方面，什么健身方法用过头了都不对，都不合适。《内经》中说"谨察阴阳所在而调之，以平为期"。达到平和最好，不是给你补才最好。数的思维里有"一、二、三、五"，为什么没有四呢，二分裂就成四，四再分成八。老子认为"无极生太极，太极变两仪，两仪变四相，四相变八卦，八八六十四卦，其中通阴阳"。数字中医只谈"一二三四五九"。《道德经》中说"道生一，一生二，二生三，三生万物"。现代的计算机是二进制，就是一和零的组合，就可以千变万化出各种东西。

贾：数是理性思维必须要具备的。中医里面从零到九有十个数，"零、一、二"是基础，零相当于无极，一相当于太极，一分为二就有了阴阳了。中医里的数可分为三个体系，第一个是"零、一、二、四、八、六十四"，第二个是"零、一、三、六、十二、二十四"，第三个是"零、一、二、五"。但是在学校只强调了阴阳、五行，其他讲得不多。

中医常与《易经》联系在一起，有人常说研究《易经》对中医的影响有多大。《易经》的易有多种解释，一种是"易就是变易"，《易经》就是研究变化规律的学问，还有说"易是不易"或"易是容易的"，但是我觉得还是

"变易"更有意义。

鲁：所以中医在看病过程中非常注意疾病的发展变化，而不是一个方子吃到底的。也就是说要抓住疾病的变化，适应他的变化来用药，随证治之。

贾："象、数、易"是认识人体最基本的工具，他们之间有着内在的联系。象，指内在的东西一定会通过表象表现出来，所以中医强调"有诸内必形诸外"，这也是我们用象来认识人体、认识疾病、认识人与自然关系的一个基本思维。这个思维是有它的现实依据的，而不是空想的。数，反映的是量。中医的量词很有意思，现在说几厘米、几毫米，无论是对大人还是小孩都是一样的。但是中医不一样，小孩的一尺和大人的一尺是不一样的，但是都叫一尺。这说明中医认识事物时考虑事物相似性比较多，而对绝对数值关注不多。因为按绝对数值来衡量的话，容易出现不便于描述具体病人实际的情况。

数是反映变化的量，易就是中医讲的化，变化的化。因为变是数量的变，化就是从一个东西变成另一个东西。我们可以这样理解象、数、易，象中有数，象中有易，数中有象，数中有易，易中有相，易中有数。三者是不同角度的统一体。

四、中医治疗疾病的境界：个体化治疗

贾：现代医学对人的具体情况考虑得偏少，但是中医在这方面考虑比较多，这是不是中医强调个体化治疗的体现？

鲁：中医提出的具体化的个体治疗是医疗的最高境界。

五、中医治好疾病的根本：理论的真理性

鲁：中医是在高层面立足建立起来的，在思维方法上中医有其科学的一面，西医也有他不尽合理的一面。

贾：在这点上我认为中医不是大家所说的那种现代科学，实际上不应谈中医的科学性如何，而应谈它的真理性如何会更好些。

鲁：对，临床能把病看好，就是合理的。

六、中医理论的总源头：天人合一的观念

贾：中医还有个观点是天人合一，您给我们聊一聊吧。

鲁：中医里讲天人合一，天不是指有太阳的天空。创立这个学说的时候，所有的气候变化都是站在天的角度来观察的。张景岳在《类经图翼》里画了斗纲图，即根据北斗七星在一年里绕北极星旋转，以其出现在不同的方位来划分月份和二十四节气。

贾：中医从产生到现在变化不大，但是西医是日新月异，从这个角度上看，有两种情况，一则中医根本不接受新东西，所以一直不变；另一个就是中医一开始就认识对了，再也没法变了。我觉得后者的可能性更大，中医把握医学的整体，西医在细节上把握更多，我们需要将中西医有机结合起来。

鲁：我一直不反对中西医结合，但是中西医在思维上很难统一，需要个补充和结合的过程。

第二章 气——万物生灭转化的本原

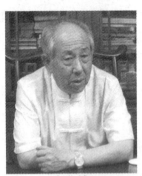
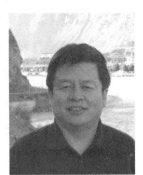

鲁兆麟　　　　　　　　贾海忠

一、宇宙自然万物都是连续的气和不连续形的统一

贾：上次咱们讲了象，知道了通过象可以来认识事物。但是只有象不能讲清楚原理，古人认识到气是万物的本质。下面请您给我们讲讲古人是怎么认识气，怎么应用在中医中的？

鲁：我的老师任应秋先生曾说过一句话："宇宙自然万物都是连续的气和不连续形的统一。"那么连续的气和不连续的形是什么关系呢？《黄帝内经》中说"天地合气，命之曰人"，"人以天地之气生，四时之法成"。认为人的生命就是气的生命，人是气构成的，这是中医学理论的本源。前面我们在讲"象""数"的时候，都提到了"二、三、五"，没有提到"一"。这个"一"的理论对中医非常重要，人体和自然界就是"一"。古代哲学中有"气的一元论"，就是说宇宙万物都是由气构成的。在中医学中，又把气分成了多种类型，如营气、卫气、宗气、脏腑之气、经络之气等。甚至把气也分了阴阳，现在都说营气属阴，卫气属阳。《内经》说"水为阴，火为阳"。那"气"是什么？《管子·内业篇》提出了精气说，把气作为阳，精作为阴。《内经》说"阴阳离决，精气乃绝"。站在阴阳学说的角度，气与精相对，属阳。"阴阳离决"说明人死了，没有生命活动现象，没气、没功能了。没精就是没物质了，这怎么可能，还有一百多斤的肉体在呢。中医说的气并不是单指活动能力，不能认为功能就是气。人身之气是具有物质基础的功能活动。

贾：我觉得气还是一种物质，功能只是它的一种表现，而不能把功能叫成气，因为找不到任何依据说气就是功能。

鲁：阴阳学说的划分就将气和精划分开，精是物质的，那么气就成了功能的了，其实不是这样的。只能说气是看不见的物质，而精是看得见的物质。精包括功能，气也包括物质。所以精气的阴阳划分，并不是功能和物质的划分。现在大家老说是站在唯物论的基础上，实际上这个思维不见得正确。再比如营是属阴还是属阳？营气是气的一种，与血相对而言可以说属阳。营气又是脉中之气，与卫气相对而言又属阴。所以讲阴阳属性的时候，必须要有对象，没有对象就无从谈起阴阳。

二、脾胃为后天之气的源头

贾：药物的气和人体的气有没有统一性？是不是万物之间都是一个东西构成的，正因为如此，所以万物之间可以转换。这样理解对吗？

鲁：对。

贾：气在古时候有两种写法，分别是"炁"和"氣"。这两个气字有什么不同吗？

鲁："炁"底下的"灬"代表火，火上面"无"表示蒸没了，也就是用火蒸没了。中医道家说无极生太极，并不是代表没有，是看不见，肉眼看不见。

贾：好多东西经过火烧之后就没了，不是真的没了，而是我们看不见了。它以另外一种形式存在了。就像现代的物质不灭理论，古人认为它一定以另外一种形式存在，就把这种形式的存在叫做气。那么另一个"氣"怎么解释？

鲁："氣"底下是米字，说明这个气与水谷有关。中医说水谷进入脾胃之后，就转化为水谷之气。

贾："氣"也就是能够维持生命活动的最基本的物质。气的理论指导临床是最具有影响的，比如甘温除热，用补气的药能够除热。一般说气是阳性的，怎么能够除热？这是在中医理论中是非常有特点的，大家理解起来有些困难，您能否给我们讲一讲。

鲁：我在遵化医疗队时跟着印会河老师下乡，有个小女孩发高烧一个月，体温在39.5℃～40.5℃之间。在医院检查出来是菌血症，由于下肢的骨髓炎引起的。当时青霉素、氯霉素、链霉素，甚至当时最新的白霉素等抗生素都用上了，也不见效。最后，小女孩不想吃饭，出大汗，喝大量的水，她的脉是浮数的。甘温除热的三大症都有了"大渴、大汗、大热"。李东垣说甘温除热适用于状似白虎的病证。病人用过白虎汤、清营汤都不起效。这时，印会河老师提出用甘温除热的方法，大家同意试试。当时心里都没底，就把人参换成了西洋参，不敢用热性的人参。结果，吃了3剂药，病人感觉还可以，就继续用药，用完6剂，病情没有加重，也没有明显减轻。这时就将西洋参改成了白人参，然后改成红参，药性逐渐变热，服用半个月左右，平均体温降了半度。见有效，就开始增加人参的量，后来还加了附子。就这样平均一周下降半度，一个多月体温就正常了。这个病例给我的印象非常深。后来，我研究李东垣的书，发现李东垣的代表方不是补中益气汤，是补脾胃泻阴火升阳汤，这是书里的第一张方。

补脾胃泻阴火升阳汤中凉药有黄芩、石膏、黄连等，现在的方剂学认为补中益气汤中有柴胡、升麻，是补脾胃升阳气的，所以是治中气下陷的。李东垣的补中益气汤用了炙甘草，朱丹溪写过炙甘草是兼泻兼缓。中药炮制有个基本原则就是要留药物的本性，炙甘草虽然用蜜制了，但是甘草的本性是凉的，所以炙甘草也是凉性的。还有柴胡、升麻都是偏凉性的，有趋下的性质。柯韵伯在《伤寒来苏集》里说补中益气汤中的升麻、柴胡、甘草都是兼泻兼缓的。纵观整个李东垣的书，甘温除热是要与泻火并用的。补脾胃、泻阴火、升阳是李东垣的治疗大法，所以李东垣的甘温除热并不是反对用泻火药。又比如外科用黄芪量都很大，而且效果好。黄芪被认为是"疮家之圣药"，在治疗时需跟清热解毒药配合使用。为什么外科可以把温补药与清热解毒药放在一起用，内科怎么就不可以呢？

贾：李东垣始终是注意调补脾胃的。我们人就是靠"氣"来生存的，"氣"足了，我们身体就健康。注重脾胃就是注重怎么把水谷精微之气转化成维持人体健康所需要的物质，因此补脾胃是基础，泻阴火升阳还是次要的。这样看李东垣还是从补气开始，在气上做文章。

鲁：健脾胃从张仲景就开始了，脾胃为后天之本。

贾：那么最早提出"甘温除热"的应该不是李东垣，在《内经》《伤寒论》里面是不是就有了？

鲁：对。

三、气不为一

贾：对气的这部分内容，您觉得还有什么要补充的吗？

鲁：关于气的话题真是太多了，人体有各种气，有元气、宗气、经络之气、脉中之气等。汪石山提出：人身同一气。就是人体中各种各样的气都是同一种气。他认为人需要补气，所以他善用人参、黄芪。

贾：相火也是气吗？

鲁：相火也是气的一种形式。朱丹溪提出"命门相火"为"内阴而外阳，主乎动者也"。"内阴而外阳"是从卦象来说的，中间是阴爻，外面是阳爻。命门是阴阳都具备的，"主乎动者也"是说阴阳内动。如果没有想法，相火就不会动，一有想法相火就动了。相火跟君火有关系，君火引动相火，君火动相火就动，所以中医在治生殖系统疾病的时候，一味地补肾阳是不对的。君火不动，相火就不会动。年轻人看黄色书籍，容易犯错误，就是君火动了引动相火。君火和相火通过心包络联系，心包经上连于心，下络于肾。

贾：中医里面有那么多东西最终都离不开气，同一气有不同的名称，同一气在不同条件下作用点是不一样的，中医里讲的各种气都是"本元一气"的不同形式。

第三章　阴阳——万物一切变化的藩篱

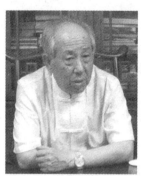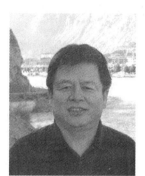

鲁兆麟　　　　　　　　贾海忠

一、"阴阳一体"才是阴阳学说的重中之重

贾： 前面咱们把"气"概括讲了一下，知道了万物生命转换的一个共同的物质基础是"气"。只理解到气的层面，对于我们理解万物差异和解决出现的各种问题是不够的。那么我们怎么来认识和把握万事万物呢？中国古代提出了"阴阳"，先把"一"分成"二"来认识。现在的教材中把"阴阳"按照"矛盾论"来讲。阴阳到底是物质还是属性，是可见的还是不可见的，是存在的还是不存在的？

鲁： 阴阳从中国哲学的角度来讲它是个思维方法。其核心问题是"一"。《内经》说"阴阳者，数之可十，推之可百；数之可千，推之可万；万之大不可胜数，然其要一也"。现代讲的阴阳学说丢了"一"的概念，只讲阴阳的对立、阴阳的消长、阴阳的互根、阴阳的转化。但是我提出来还有"阴阳一体"思维，没有"一"怎么分成"二"。从思维方法上"一"是重要的，但是现在都只讲阴阳的二分学说。

气的一元论就是说宇宙自然界所有都是由气构成的，"天地合气，命之曰人"，"人以天地之气生，四时之法成"。人生下来就是有形的，形是精构成的。《管子·内业篇》说"精者，气之精者也"。精就是气，气就是精，归根到底就是气。所以从思维方法上讲"一"是重要的，因此我提出"阴阳一体"论的说法。

二、阴阳强调的是属性

贾：人们在谈阴阳的时候，往往忘了其根本是"一"，气就是一。气再分成不同类型的气，这时候才有阴阳的属性，阴阳只是属性而已。我还有个感悟，中医的阴阳比矛盾论要好。矛盾论说的是矛盾的双方，没有给出双方的属性。阴阳就不同了，温热的、向上的就是属阳。但是矛盾的双方就没有这样的区分。当没有这种区分的时候，就只能空谈不能应用，只能作为一个思想方法。但是中医里的阴阳就很有用，比如见到病人面红目赤、烦躁不安，一看就知道这属于阳病、阳证。如果用矛盾论就没办法判断了，所以，我认为我们的阴阳学说有它的实用价值，不仅仅是解决思想方法问题，是解决实际问题，我觉得这是我们阴阳学说的一个优势。另外，我们传统讲的阴阳的关系，实际都是在"一"的范围内讲的。

鲁：中医看病的思维也是"一"的体现，《内经》中说"谨察阴阳以调之，以平为期"，就是说阴阳平衡了，病就看好了。不是现在老百姓说的身体壮了，吃点补药，就不生病了。现在强调要加强运动，多运动，但是看看运动员长寿的有几个。运动要适度才好，不是越多越好。我经常说中医就追求两件事：活得舒服，活得长。这两个目标与疾病有什么关系呢？只要你今天觉得哪里不舒服了，中医就认为生病了。这与西医不一样，西医分为健康、亚健康、疾病三种状态。

贾：健康、亚健康、疾病三者把人体的各种状态都包含了，但是疾病错综复杂，我们应该怎么来认识它。我们从象的角度观察到了变化，我们也知道他们是基于气的不同状态，但是如果以三种状态来划分，我们找解决的办法比较难。如果按照阴阳属性来划分的话，我们最起码从阴阳层面知道该怎么解决问题。这样分类以后，我们使用起来就比较方便。现在的老百姓也知道，经常问医生"我是阴虚还是阳虚啊"。但是只知道是疾病状态还是健康状态，就不知道怎么解决问题了。运用阴阳的思维方式来认识疾病的时候，已经开始分类了，虽然比较粗，但是把握了方向。在认识疾病的时候，只分阴阳还不够。后来又分了三阴三阳，在《伤寒论》和经络学说中得到应用。阴阳在药物方面的应用主要体现在药物的寒热温凉。

第四章 五行——万物一切变化的关系

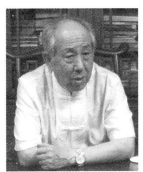
鲁兆麟

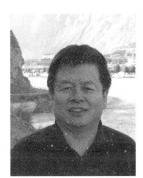
贾海忠

一、被误解的五行

贾：五行在中医中的应用较多，下面我们谈一谈五行吧。

鲁：中医的五行分法也是非常高明的，虽然只有木、火、土、金、水五个字。木、火、土、金、水依次是相生关系，隔一个是相克关系。相生相克思维是《内经》的思维，《内经》就把阴阳学说和五行学说首次揉在一起，应用到人体生命科学。五行对应五脏，五脏不是脏器，而是藏象。器是器官，是解剖学的认识；象，是象思维的认识。

贾：咱们之前讲的阴阳是属性，不是具体的东西，但是它又有它的象。虽然概念里面没有具体所指，但是还是应象的。那么五行也是应象的，"木火土金水"到底是五材还是五性？

鲁：五行学说本源是五种物质的特点，比如火性炎上，火是向上的。五行中的火不是指真正的火，应该说含有象思维。

贾：把木、火、土、金、水的特点抽象出来，来讲生克制化这种关系。那么能不能这么理解五行：可以将自然界万物从这五个方面进行分类，然后从他们的属性来谈万物间的联系。

鲁：可以这么理解。

贾：上学的时候老师解释五行生克关系时说，木怎么生火？木头一点火就着了。火生土就是火烧的东西都成灰了，这些似乎都还能理解，因为都是停留在五材的层面。但是土生金怎么解释呢？有的说可以从土里挖出金来，这样的说法好像就有点牵强了。还有金生水解释为金熔化了就成水了。那熔化的金水可以生木吗？因为他们都是停留在五材的层面上的，是不能够很好地解释五行之间的生克制化关系的。必须提高到五性的层面讲就没有障碍了。这样翻译给外国人看，就更看不明白了，这样会使外国人对中国文化产生很大的误解。

二、对五行严重误解的原因

鲁：五行学说应用了象思维。

贾：对。有"木火土金水"五行，就有"木火土金水"五性，就有"木火土金水"五象。它是通过五象的相互关系来分析五性的内在联系。五行学说是从属性的角度来讲，因此它的应用非常广，不仅仅是中医在用，还可以用它来看风水。五行在传承过程中有些地方没讲明白。

五行学说最早见于《尚书·洪范篇》，讲了五材、五行的属性，"木曰曲直，火曰炎上，土爰稼穑，金曰从革，水曰润下"。这是五行的高度概括，在最初是正确的，但是后来对它的理解出现了机械、生搬硬套的情况。"土爰稼穑"里的"爰"字是关键。很多人将"爰"字解释为"曰"，与其他"曰"一样。我一直不敢认同这样的解释。如果是这样，古人何必唯独土用"爰"，其他几种都不用呢。后来，我就从文字上做了些研究，如果"爰"加上"扌"就成了援助的援，给予帮助的意思。如果加上日字旁，就成了"暖"，给予温暖。可以看出都具备给予的意思，但是"曰"字就没有这个意思。在五行中"土"的属性非常重要，"土爰稼穑"，稼就是庄稼生长，穑就是收，就是说土有长养万物和收藏万物的属性。土是万物生长收藏都离不开的，这种属性就叫做土性。正因为土有这样的特性，所以木、火、金、水都离不开它。所以在划分五方的时候，土为中央。后人把五行关系画成圆的时候是对五行的误解，一年四季春木、夏火、秋金、冬水，那么土在哪里呢？后来又多出了个长夏，把土放在长夏。后来又觉得不对，认为每个季度的后18天由土所主，这就把人们弄糊涂了，那么后18天之前天由谁主呢？我觉得从这个时候开始，我们的中医传承就出现问题了，以至于后面出现生搬硬套的解释。我们教材中画的五行关系图与原来的五行已经不一样了。

"木曰曲直"的木讲的是植物，不是没有生命的木头。再看庄稼在生长过程中如果有东西压着，它会从旁边弯着长。虽然弯弯曲曲，但它始终是向上长的，这就是木的特性。只要是具备这样特点的事物就是有木性，是属木的。

"火曰炎上"的炎是火上加火，说明热。火又具备向上的性质。那么万事万物具备热又向上的特性时，就可以说是属火。

"金曰从革"中"从"是两个人一前一后，前面往哪里走，后面就跟到哪里，这就是从的意思。金的特性是可塑，给什么"模范"就成什么形态，所以说它有"从"的特性。"革"的本意是动物的皮革，皮革在活着的生物体上是柔软的，死了之后就变硬了。"革"代表了金由软变硬的属性。当事物具备从的性质、革的性质时就具备了金的属性了。

"水曰润下"，水多了就湿润了，水往低处流，这是水的特性。那么只要具备湿润、又往下走的性质，就说属水，归为水类。

自然界万事万物都可以用这样的方式归类。然后再谈他们之间的关系，也就是五行的关系。我觉得这样理解可能更接近于《尚书》创立五行学说的本意。因为后来的误传，以至于现代的医生都很难接受五行的思维方法了。其实，五行学说的临床指导价值还是值得关注的。

鲁：是的。我举个病例。一个30岁左右的女性，反复咳嗽喘3年，每次都是月经前一周开始咳嗽，脸上还有轻微的蝴蝶斑。后来我诊断为木火刑金，就是肝火犯肺。给予疏肝、解郁、凉血清热的药物，同时加点治咳喘的药。吃了两周的中药，咳嗽喘就不犯了，所以说中医的五行学说是非常有用的。但是现在很多教材都讲错了，比如说现在教材中的"肝肾同源"，本来是叫"乙癸同源"，两者是不能等同的。"乙癸同源"说的是木阴和水阴同源，也就是肝阴和肾阴同源，没说"甲壬同源"。由此可见五行学说在传播过程中变味了，不是本意了。

贾：对于五行学说的应用古代挺多，现代变少了。我觉得李东垣对五行学说的应用贡献最大。李东垣的《脾胃论》以脾胃为主来讲,脾胃属土,土就是生养万物、收藏万物的根本。所以我们强调脾胃,没有脾胃就没有生机,没有脾胃的功能就没有对其他异常的制约。我以前不能理解,为什么只要顾护脾胃就可以治疗所有的疾病。原来是因为土才使木、火、金、水的属性不会偏离正常太多。

鲁:调理脾胃从张仲景到李东垣都非常注重,奠定了"脾胃为后天之本"的思维。

三、五行是五种属性之间的转化

鲁:《内经》说"亢则害,承乃制,制则生化,外列盛衰,害则败乱,生化大病。"亢害承制理论在五行学说中应用非常广,金元时期的很多医家都有"反兼胜己之化"的理论。例如肺病了,反而兼有心的病变,这是中医病机理论的一部分,非常常用的,五行学说的亢害承制理论非常重要。

贾:因此可以说,亢害承制是对五行之间生克制化关系的高度概括,五行之间的这种关系实质上是五种性质之间的平衡转化关系。

第五章　时序——不可逆转的生命节律

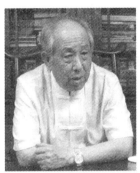
鲁兆麟

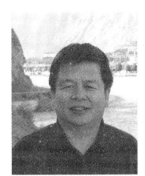
贾海忠

　　贾：我们所处的环境是时空的统一体，时序不可重复的根本属性和事物变化的时间节律性，对人体的生理病理必然产生一定的影响。在临床上我们经常会发现，有的病人每天定点会犯病。我现在就有个病人是每天夜里两三点就心慌憋醒，还有的病人是早晨一醒来就心慌，这些疾病都很有规律，像这种情况我们中医从古至今都有相关的论述，今天我们就聊一聊中医有关时间医学的内容吧。

一、昼夜节律在人体

　　鲁：人在自然界生存必然受到气候、地理环境以至于时间的影响。中医从《内经》开始都一直关注时间对人体的影响。中医过去不是用 24 小时制的，而是十二时辰，即两小时一个时辰。时间是用"子、丑、寅、卯、辰、巳、午、未、申、酉、戌、亥"来表示的。王冰在注解《内经》的时候，发现了一本密本，叫《张公密本》。原来《素问》不到七十篇，后来补了七篇大论。这七篇大论是《张公密本》的东西补充到《内经》中的，占了全书的三分之一的内容。七篇大论里的很多东西我们都看不懂，很多都涉及时间和疾病的关系。到现在学中医的人也都不太关注时间和医学的关系。

贾： 实际上《内经》里有记载时间和生理变化的关系，古人早就认识到了平旦、日中、黄昏、夜半阳气的变化规律，而且也发现了疾病也随着时间的变化出现旦慧、昼安、夕加、夜甚的变化规律。不过这样的规律对于外感疾病比较明显，但是对于内生疾病就不明显了。内生疾病的时间特点一般是固定在某个时间点。比如午后发热、夜间犯病等。

鲁： 一般发热的疾病从下午开始逐渐加重，到了夜里10~11点就逐渐减轻了。我曾经会诊过一个67岁的发热病人，西医做了所有的检查，但都不知道什么原因引起的发热。会诊之后，我给开了处方，交代家属只要病人晚上10点之前体温不超过39度，就没关系。果然，家属告诉说过了那个时间点体温就平稳了不再升高。这个病例说明人体的生命现象和疾病状态都与时间有一定的关系。

贾： 我在临床上遇到与时间相关疾病的时候，就会用十二时辰与十二脏腑对应关系理论来指导临床治疗，确实有效。我曾经有个冠心病病人，心脏放了6个支架，他每天夜里1~2点之间就会憋醒。一开始用传统的辨证治疗，病人还是犯病。根据时间对应脏腑的关系，可以看出病人一到肝经所主的时辰就开始犯病。一天用阴阳来划分的话，凌晨时间又属于阴，那么病人很可能是肝寒，因此用上暖肝散寒的吴茱萸，发现加上这个药之后就不犯病了。后来有一次别人查房时候看不懂加吴茱萸的用意，就去了这味药，结果病人就又犯病了。再加上吴茱萸之后，又可以缓解。这个病人到现在一直挺好的。十二脏腑对应十二时辰有个歌诀，我觉得方便记忆，内容是"肺寅大卯胃辰宫，脾巳心午小未中。申膀酉肾心包戌，亥焦子胆丑肝通。"这是我上大学的时候背的，我觉得它蛮有意思的，跟其他医学不一样。后来临床发现，对于时间节律非常明显的疾病确实有用。

二、月节律与疾病

鲁： 临床确实存在以上这样的现象，就比如上次说的经前咳喘的那个病人，也是根据时间特点来指导用药和治法的。

贾：谈到这里鲁老正好给我们谈到了月节律。月节律最突出体现实际上就是女性的月经周期。《内经》中说"人以天地之气生，四时之法成"，我想这个时间节律应该就是一个"法"，也就是跟着时间节律来变化。很多病都与时间节律有关，除了您刚才说的咳嗽，这个比较特殊，因为一般不容易想到咳嗽与月经之间的关系。在临床我们还遇到一些病人如特发性水肿，也有这样的表现，到了月经周期的某一个阶段就水肿，过了那段时间又缓解一些。这一部分我看大家都认识的比较多，接触的比较多。实际上，除了日节律、月节律以外，还有年节律。

三、年节律与温病

贾：在中医中，年节律在温病中讲得比较多。实际上应该可以追溯到更早时间，您给我们介绍一下。

鲁：中医的一年是按阴历计算，为三百六十五天。《内经》中记载了每季是多少天多少刻，加起来的总和是三百六十五天二十五刻。一天是一百刻，二十五刻就是 6 小时。在没有现代设备的情况下，古人计算的一年时间与实际地球绕太阳一圈的时间差了 11 分钟，已经是非常精确了。我们通常讲的二十四节气是分为十二节、十二气，一个"节"接着一个"气"这样的顺序。按十二个月排列，正月不是子月，是寅月。咱们是农业国家，农业最开始的月份叫子月，阴历十一月才是子月。冬至以后就开始了新的一年，冬至一阳升。子月是十一月，丑月是十二月。以前有句话叫"正月见寅"，推算下来二月是卯月，三月是辰月。

二十四节气是怎么测出来的？可以去看看张景岳的《类经图翼》。里面有个斗纲图，是根据傍晚和凌晨观察北斗七星斗把的位置测定出来的。运气学说的图都是源自斗纲图。在研究中医与时间的关系方面，张景岳是个非常重要的医家。

贾：小时候我也非常认真地观察过北极星，以北极星为原点，勺子把在转动。勺子把春天向东，夏天向南，秋天向西，冬天向北。所以根据天象的变化，就可以知道现在是什么时候了。气温的变化受很多因素的影响，但是北斗七星和北极星的位置相对固定，受到的影响不大。古人以这个作为标准，判断气候的"未至而至，至而不至"的变化。年节律发展到后来就是温病学说里提到的每一种温病一般出现在什么节气，这时候才比较完善地应用年节律。

四、运气节律与瘟疫

鲁：我这里提一下。为什么我们现在中医的水平提不高呢？金元时期非常有名的医家李东垣、王好古都是张元素的徒弟，张元素写过一本书叫《医学起源》。《医学起源》开篇就是运气学说，金元时期的医家都懂运气，宋朝的时候运气学是学医必考的，运气是学中医必懂的。

贾：现在学医人对运气学说都不去了解了。我觉得我们现代的中医教育太注重术了，对道的教育注重不够。运气学说已经是道的层面的，大家重视不够。那么，除了日节律、月节律、年节律以外，还有超年节律。超年节律在中医里比较系统地应用应该说就是五运六气学说。正因为人们发现了这个周期，才能够去推算某一年份会出现什么样的气候变化。古人对瘟疫疾病的预测还是很先进的，到现在为止，现代医学还真是预测不了。我觉得我们古人在这方面还是挺高明的。鲁老您给我们推荐一下，看哪些书便于大家学习五运六气学说。

鲁：我的老师任应秋先生写过两本书，分别是《五运六气》和《运气学说》。这两本书对于运气学说的概念、由来、发展等都作了解释。运气学说非常复杂，比如什么叫主运、客运，什么叫同天符、同岁会，一大堆的学问呢。

贾：挺不容易学的。作为入门学习，任老的书是不错的选择，我也看过。但是真正想更系统地了解的话，可能要看有关《素问》七篇大论的详解。方药中老师专门写了一本书关于《素问》七篇大论的专著。

鲁：所有的中医人都应该懂这些东西。不一定非常精，但是要会用，用到临床上能够把病看好。因此，希望同道们好好地学习学习时间和医学的关系。

五、人群中疾病规律发生的差异取决于自己的体质

贾：以前我对五运六气也是不大重视，但是随着临床实践越来越多，我发现不单是温病与节气有关联，连内科杂病都有关系。我是从事心脑血管病的治疗，多年来我们发现每年的10月份到来年1月份期间是心脑血管病的高

发期，一进入这个时期病房就住满了病人，天气暖和后，病人就逐渐减少。这是大部分病人的表现。也有独特的，冬天不犯病，夏天犯病。这样的规律是对大多数人来说的，有些人没按规律出现，甚至出现反规律现象，这就提醒我们不但要看外面的规律，还要看人体内在的体质。不同的体质对外界的反应就不一样。

鲁： 为什么冬天心脑血管病病人增多？按五行讲，冬天属水，心脏属火，水克火。冬至、立冬的时候，心脏病病人犯病的肯定多。

贾： 您说到这个节气，我有体会。我曾经总结过我们心血管科近两年时间的患者发病情况以及医生开医嘱情况。我发现只要是节气来临前后三天内，医嘱量猛增，也就是病人病情变化非常多。死亡率也是在节气时最高。我觉得作为一个医生来讲，有关时间和疾病、健康之间的关系，真的必须要知道。我发现湿疹、口腔溃疡、带状疱疹等等这些疾病都有年节律，每年到时间就会犯，过了那段时间就会好。

鲁： 你还是非常有心的，其实每个中医师都应该关注这个事情。由于一个大运是六十年为周期，研究这个的人少。所以我们看刘河间等关于运气学说的书，要站在小运的角度上去理解。

第六章　精气血津液——
人体可以流动的成分

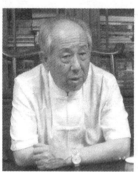 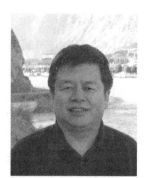

鲁兆麟　　　　　　　贾海忠

一、精气为何物

　　贾：前面咱们聊的内容，不光是医学里面有，在中国古代自然科学里似乎是很多地方都可以遇到。但是一涉及人体，就会有很多和其他科学不一样的地方。我们人体有一部分是固定、永不动地方的，比如四肢，不可能出现手跑到脚上去了。但是在这些固定的脏腑之间，一定有不固定的物质来维持他们之间的联系。我们古人把这些物质分为"精、气、血、津、液"，这些都以血、血脉为核心，可以形成流动。用现代的话来说，这是可以流动的脏器。当我们某个脏腑有病的时候，我们就不用总是局限在一处考虑，通过对"精气血津液"的调整，就可以改善这个脏腑的功能状态。"精气血津液"是任何脏腑都会有的。那我们就先聊一下中医"精"的概念吧。

　　鲁：现在认为"精"是物质，"气"是功能。脏腑虚弱，就说是气虚了，功能弱了，这是大家的普遍认识，我就一直不同意这个观点。《内经》有句话"阴阳离决，精气乃绝"。阴阳离决，精也没了，气也没了。那人死了之后，没功能了，这叫气绝了。人死了之后尸体还在不在？在，精没绝，那精是什么东西。所以把精作为一种物质，把气作为一种功能，这种划分绝对是不正确的。

《管子·内业篇》说过"精者，气之精者也。"精就是气，气就是精。应该说看得见的就叫精，看不见的就叫气。古人把看不见的物质叫做气，看得见的物质叫做精。但是精和气的划分，绝对不是功能和物质的划分。精既是人体生命现象的物质，也是生命现象功能的一种表现。精是功能与物质的统一。精是物质也是功能，气是功能也是物质。中医常说吃了饭，就有了水谷之气，人就有劲儿了，气足了。吃了饭，胖了，就是水谷之精充足。精气是有形与无形的划分。

贾：就是一种物质的两种存在形式。

鲁：对。这在临床上非常重要。临床看病，可以看到瘀血了、血流运行缓慢了、血液黏稠了。气虚怎么表示？气虚怎么诊断？因此，在精的认识上就有一些错误。我常说"精是一种看得见的、具有生命力的物质"。

贾：谈到这里我想问一下怎么来把握看不见的气。一个是患者的感觉，另外医生可以观察到。这是我们从象的层面来把握气。那么精也是这样，也可以通过人出现的象来表达。

鲁：象数易的思维绝对是中医的大思维。现在学中医不能按照中医基础理论教材那种说法去解释，因为那种解释的思维没有站在中国文化的本源上去考虑，中医有深厚的中国文化底蕴。

二、血为何物

贾：您再给我们谈一下中医讲的血是怎么回事。血和精是什么关系？

鲁：精血是同源的。《伤寒论》中说"亡血者无汗"。精与气是同源的，精和血也是同源的。不要把中医的血就认为是血管里的血。中医的血还是精气思维的大内涵。血如果没有功能活动了，就是死血。正常人的血总体来说都是活的，只不过血活得程度好与坏的问题。活的现象就是气的反映，所以有血中之气叫营气。中医里营血的划分是站在"一"的立场上划分为"二"的。中医"一"的大思维必须明白，不明白"一"怎么分出来"二"。咱们现代中医里总是讲阴阳的对立、阴阳的互根、阴阳的消长，都讲"二"不讲

"一"了。如果"一"的思维没有了，你说还是真正的中医吗？

贾：我可不可以这样理解，精气血实际上是个"一"，一样的。我们在认识上，把完全看不见的我们叫它为气，很微小的到处都有的我们可以叫做精，如果走在血管里面就叫做血。实际上血中有精，血中有气，气能生精，精能化气，血能载气，气能行血，实际上它们是一个东西。

鲁：中医常讲"人身三宝精气神"，精和气本身就分不开。站在这个角度看李东垣、张仲景的书你就能明白了。

三、津液为何

贾：中医里面还有津和液，您能否给我们讲一讲。

鲁：现在津和液都不再划分了，实际上稠的叫液，稀的叫津。津液、血、精三者实际上是一致的。

贾：只是位置的不同，表现形式的不同。

鲁：把精血津液都分成一类，这一类就是都能看得见的黏稠的物质。中医的精还分为广义、狭义之精，其实就是一个精。

四、精血津液统一于气

贾：人体内可以流动的东西中，有以精的形式存在的，有以津液的形式存在的，有以气的形式存在的，实际上他们都是气。

鲁：所以中国哲学界说"气的一元论"，宇宙自然界都是一个"气"组成的。《庄子》"天地同一气"。

贾：原来大家理解的都是单一、独立的，没有对它们的统一性给予足够的认识。当我们认识到了以后，就可以应用于治疗。补气可以生津，补气可以养血，补气可以滋液。

鲁：比如中药人参，具有大补元气、生津止渴的功效。补气和生津两者是一起的。

贾：这方面大家的分歧并不大，只是在临床应用的时候，分开想的多，合在一起的少。

鲁：为什么？现在教育从高中开始理化分科，高中就分了理工科和文史科。我认为高中的文理分科绝对是错误的。

贾：我们在搞清楚精气血津液之间的内在统一和相互关系以后，我们还有没有必要去区分阴阳、五行的属性？

鲁：这就说明人身统一就一个气，在气的基础上，怎么分辨疾病，怎么治好疾病。中医讲的健康人实际上不是像欧洲人说的似的身体壮。欧洲的运动方式使身体健壮，而中国的运动方式是太极拳、太极剑之类的。为什么太极拳、太极剑在欧洲盛行。你想啊，天天踢足球能踢到80多岁吗？不可能。一个人有生长、健壮、衰老的过程，每个人都是如此。不管你有多好的生活条件，也早晚是这个过程。而中国的太极拳、太极剑实际上是在调气呢。

为什么调气呢？因为中医认为人是"天地之气生"，把气调好了，身体就健康了。老说中医是治病的，我就不同意。中医想达到的就是"活得舒服"、"活得长"这两个目标。

贾：鲁老您刚才又给我们提到了"人以天地之气生"，其实在指导临床的时候给我们很多启发。比如津伤了，治疗有几种办法，一种是直接补液喝水。另外一种就是降低环境气温，让津液少消耗，同样可以治疗津伤。天地之气就是我们身外之气，我们可以调它，可以用它来补充我们人体。从外调实际上就是把我们内在的也调了。

第七章 脏腑——部位固定的人体器官

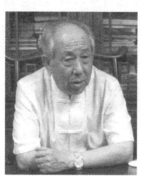 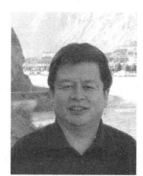

鲁兆麟　　　　　　　　贾海忠

一、藏象不是脏腑

贾：前面咱们聊的都是没有固定位置的，如阴阳、气血津液都不固定在一个位置的。学中医很重视藏象，在中医里有的叫脏腑学说，有的叫藏象学说，那您给我们聊一聊藏象学说和脏腑学说到底有什么不一样。

鲁：中医的藏象不等同于西医的脏器。因为中医的理论跟中国文化的关系非常深，我上次课讲了，中医注重"一"的思维，而不是单单注重"二"。而我们现在的中医基础理论开篇就讲"阴阳的消长、阴阳的互根、阴阳的对立"等，讲的是"二"。

阴阳有"一"的思想。中医讲天人合一，天是天、地是地、人是人，天是一，地也是一，人也是一。天人合一就是从整体的"一"来看中医的藏象。所以中医的藏象不等同于西医的脏器。五脏六腑都是独立的"一"，要站在"一"的角度去看"二"。要是不站在"一"的角度，根本无法看清楚"二"。我举个例子，肺主宣发又主肃降，宣发、肃降是对立的，又是一体的，所以看病的时候既要注重它的宣发，又要关注它的肃降。肝主疏泄，肝主升发，肝又藏血。藏是收，疏泄是开的，是开和收的统一，也就是他们两者必须协调统一，肝脏的功能才能恢复。中医有个名方叫逍遥散，为什么吃逍遥散就逍遥。到现在到底是柴胡是君，还是白芍是君，历史上都说不清。现在就说柴胡、白芍为君，这就是方剂学的思维，因为是由小柴胡汤发展的，所以就是柴胡为君。另一种说法，柴胡不配白芍，配其他的药行不行。不收，光是疏散行不行？所以中医的治疗思维里面除了疏肝理气之外，还有缓肝、和肝、调肝。这些方法都是把肝气调好，气、血都恰如其分的好，就是协调统一。这是站在"一"的角度调理肝脏。脾主运化，脾统血，统血就是防止血液外出，这是收敛的。收敛和疏散统一，这是脾的性质。心主血脉，心藏神，藏是内收的，主血脉是外通的，外通和内收的协调，才是心脏功能的统一，所以心也要站在"一"的角度来看。肾主气化，肾主藏精，藏精是收的，气化是向外的。所以中医的五脏是开与合的统一、出与入的统一。实际上这个思维早在《内经》里就有，《黄帝内经·六微旨大论篇》记载"出入废则神机化灭，升降息则气立孤危……是以升降出入，无器不有……故无不出入，无不升降。""无器不有"就是每个脏器都有统一的两个方面，所以中医治病就是把这两方面协调得非常好，这方子就是最好的。现在就把逍遥散认为是疏肝理气的最好的方子。疏肝的药物多了，柴胡、香附、旋复花、瓜蒌皮、川楝子、郁金都是疏肝的，为什么不把那些药都凑一起呢？现在咱们讲中医时候，什么病都是肝气不舒，只是肝气不舒吗？肝气需要舒畅，但是不能太过，否则又生病了。所以舒和收的协调统一，这才使肝脏功能正常发挥作用。逍遥散起名叫逍遥，逍遥就是非常高兴的意思。为什么非得柴胡配白芍呢？柴胡配川楝子行不行，柴胡配郁金行不行？选来选去最终古人选择了这张方子为逍遥散，就是柴胡和白芍的配伍，其他药都是健脾药。因为，见肝之病，知肝传脾，当先实脾。其他药就不讲了，为什么就用柴胡和白芍，用这两个药是中国文化的底蕴在起作用。

　　贾：前面讲到气时讲"一"，讲到阴阳的时候讲"二"。谈藏象的时候已经是"五"了，每个都是"一"，还能分为"二"，"五"个脏腑合起来还是"一"。脏腑之间生克制化、协调统一，还是整体的"一"。我觉得这是中医讲藏象和脏腑的不同。因为脏腑更侧重于形态的东西，藏象更侧重于他们之间的联系。而且他们之间的联系我们不能分割开来看，一分开就没联系了。

没联系了怎么把握呢，通过表现出来的现象来把握。这也是我们第一节讲的象，象思维在人体结构当中的一个应用。在不破坏人体完整性统一性，不破坏"一"的前提下，来更好地把握好"一"。

鲁：所以保护好"一"才是真正的中医。

二、脏腑化生精气血津液

贾：原来是过度地强调脏的功能是什么，对他们之间的统一性往往是强调得少一些。至于五脏之间的联系，五脏之间还有每个脏腑和气血津液之间的联系。谈藏象就离不开气血，精气血津液它又是游行于五脏之间的。那么不同的成分与脏腑之间具体是什么关系？

鲁：其实古人特别关注气。心脏出问题了，睡不着觉，什么原因呢？心血不能养心神了。这样解释对吗？不对。《内经》有段话"怒则气上，喜则气缓，思则气结，悲则气消，恐则气下，惊则气乱。"五志七情与什么有关系，第一是气，不是血。而我们现在讲因为心的问题睡不着觉了，心血不能养心神。把气变成血，就一字之差，但思维就被约束了。

贾：是这样的。我们说"心主血脉"，好像对心气强调不够。咱们一说气就说肺主气，肝的病变可以出现气的问题。其实五脏六腑无器不有，哪个脏腑都有气。那血呢？也可以这么说"五脏六腑都有血"。那么津液呢？实际上也是这样，似乎没有哪个脏腑没有津液的。

鲁：所以中医精气血津液的核心还是气。由于有了气，才有了血。由于有了气，才有了精。由于有了气，才有了津液。所以精血津液看着分得非常清楚，学习者也是把这几种物质分得非常清楚。实际上中医并不把他们分得很清楚，有分的一面，更有合的一面，这就是中医整体思维。整体思维的"一"很重要，所以哲学家为什么有气的一元论观点。宇宙万物都是一个气构成的。人也是宇宙万物之一，人为什么有精血津液？其核心还是气构成的。气可以化生为精血津液。我在前面说过，《管子》说过"精者，气之精者也"。精就是气，气就是精。

贾：鲁老，还有一个问题。咱们讲肺的功能的时候说"肺主气"，那么肺主的那个气，它的真正含义是什么？

鲁：肺气要多方面的看。咱们切脉切寸关尺。在《内经》时代叫三部九候，三部就是人迎、趺阳和寸口。到《难经》时候，提出了诊脉独取寸口。寸口的脉强调的不仅仅是一个呼吸之气。中医老说"肺主一身之气"，肺对全身气机的运行非常非常重要。你要是单单认为肺就主呼吸之气，一说气管炎就是肺的病，肺的病就治肺。其实不是这么一回事。中医好多病，比如水肿等都跟肺有关系。因为肺气的不通行，气不行水就不行。再如，肝也主气，在中医里现在只提到肝气对血的影响，但是忽略了肝气对水的影响，肝硬化腹水了就说脾胃水湿不运了，当然跟脾胃也是有关系的，但是跟肝气本身也有关系。所以，理肝气行水的这些药也是可以用的，比如临床常用的益母草、泽兰、水红花子都是中医常用的疏肝理气行水的药，所以肝硬化腹水的病人就可以用这个药再配合点活血的药、调肝的药，这样用起来效果才会好。

贾："肺主气"对大家来讲理解起来都不难，教材都讲过。比如我们讲心的时候讲心气，那么"肺主一身之气"，它怎么主心气、肝气、脾气、肾气等。有关这方面，我们怎么理解。

鲁：宗气聚于胸中，上出于肺，出于喉咙。脾胃水谷之气和胸中之气结合称为宗气。宗气与心、脾胃及其他脏腑都有关系，宗气是全身运行的。所以中医说宗气不行，全身就会出现各式各样的病。曾经有个学生研究过失眠，查阅了古代的失眠病案，收集了大概近300例。收集好之后分析总结用药和处方规律，发现首选药是半夏。而现在的教材半夏是放在化痰药物里的，那么化痰能安神吗？《内经》说"胃不和，则卧不安"，吃东西吃撑了，睡不好觉，用半夏秫米汤，就半夏和秫米两个药。这张方子一直流传，清代以前都经常用半夏治疗失眠。

贾：现在培养的年轻中医很少知道用半夏来安神。古代的医家那时候都好好地在读《内经》，但是我们现在医生很少好好读《内经》，所以都不知道《内经》十三张方子里面还有治失眠的。这就是在传承过程中出现问题了，没有传下来。我觉得这确实是件很遗憾的事情。"肺主一身之气"和五脏之间，它是通过宗气来影响到全身。宗气在《灵枢·邪客》中是这么讲"五谷入于胃也，糟粕、津液、宗气分为三隧。"《内经》里指的就是来源于水谷的，化生成一身之气的那个根本。所以说这个名字我觉得起得很好，宗就是祖宗的意思。所有气的祖宗来源于水谷，然后和吸进来的空气结合，就形成了胸中大气。这样我们就很清楚了，"肺主一身之气"主要是与宗气的关系非常密切，是肺和胃共同作用，然后使五脏六腑之气都根源于这里，所以肺就主一身之气了。

鲁：我有个学生研究失眠发现肺气虚能让人失眠，按照现在的理论，阴血是养神的，不注重气是养神的，调气能够安神，所以古代有调肺安神的医案。现在的中医书里面找不到调肺气安神的，这块内容丢失了。

贾：通过现代教育的中医学生对"五脏六腑皆令人咳，非独肺也"这句话印象是深的，其实我觉得这句话，把咳换成任何一个词都是对的。"五脏六腑皆令人失眠，非独心也。"你看那些咳喘的病人哪个能好好睡的。我们现在只是在强调肺与咳嗽关系最密切，心与失眠关系最密切。但是在实际应用过程中还是要注重他们的内在联系，始终站在"一"的高度来看问题。

鲁：现在中医最核心的问题是丢掉了"一"。这是什么原因呢。教学的时候一开始就讲阴阳学说，中医教学最开始应该讲气，阴阳学说只是思维方法，而不是最根本的根源。现在一说阴阳学说就提"二"，就跟现在的唯物主义相关。不谈"一"了就出岔了，到中药学又出点岔，到方剂又出点岔，到看病了又出点岔，拐着拐着就像西医了。

三、奇恒之府非脏非腑

贾：弄着弄着就只知道细枝末节，不知道合起来是什么样的了。鲁老，在藏象学说里面还有奇恒之府，您给大家聊一聊吧。

鲁：奇恒之府是指不同于六腑的腑，它与腑有相同性，也是有流通作用。五脏以藏为主，六腑以通为主。比如胆、骨、髓、脉，这些都是以通为主的。

贾：就是形态上像腑，功能上又有脏的意思。
鲁：中医讲了五脏、六腑，唯独没有讲脑。

贾：对，脑是奇恒之府之一，但是脑的功能没有讲。
鲁：其实，脑的功能是五脏功能的综合体。

贾：所以失眠病人，不能只治心，要调五脏的功能。

四、脏腑是如何相互联系的

贾：在临床上中医历来强调脏腑之间的表里关系。实际上，大家理解这个是比较困难的。虽然可以从几个方面谈表里，有的人说在经络的循行上是对应的。难道这样就成表里了？肺与大肠相表里，怎么就有表里关系了？怎么两者就一个是表，一个是里了？我觉得这一直是我们理解上的困难。大家虽然是记住了，临床上去用，也是有效的。比如喘的病人有便秘，如果你把他的喘治好，大便就通了。或者你给他通腑泄热了，他的喘也就好了。这都是在实践中能够印证的。但是这在说服人上有点困难。肺主宣发肃降，在治小便不通的时候，我治肺的话，小便也能通。那是不是可以说肺与膀胱也相表里呢？在中医的传承里面存在一个现象，老祖宗就是这么传下来的，没讲为什么，你就这么记，就这么用，就行了。但是现在的人们在思考问题的时候，特别愿意问为什么这样，然后再说这些现象是怎么产生的，我觉得这是个难点。

鲁：包括现在的西医、中西医结合医生都这样。比如说，有人问我头晕，那个人跟我一样，为什么他不头晕啊。你怎么解释？

贾：像这个问题在中医传承里面没有一个明确的解释。这样的话就会有两种态度，一种就认为中医不科学，应该淘汰掉。另一种认为实践证明是对的，就先这么记。我们先记下来，照着用能解决问题，就是对的。为什么这样，现在还找不到答案，我们以后的人去找就是了。也不能够要求古人给我们解释，因为古人发现很多东西，比如经络，那是用现代的办法是没法解释为什么的。因为只有练过气功，得到内证，他才知道经络的存在。可是要没有这个内证，你永远也不会知道。我提出这些问题并不是说我们历史上有多少解释，这些解释在书里都有。关键是想从这里引出，我们在对待中医藏象学说里面一些疑问时应该采取一个什么样的态度。

鲁：我一辈子搞中医，欣赏中医。一个原因是家里几代人都是学中医的，第二是我亲眼看到他们治好很多病人。我从小就有这样的印象，开几味药物给病人吃，病人的病就好了，舒服了。对药物的认知涉及中医里的很多思维，我曾提出药物整体的趋向性和局部的功效性。现在所有的药物都强调功效性，而他的整体趋向性大家都不关注了。比如说解表药都认为是治感冒的，就是疏散风寒，不管它往哪里走。药物的归经、四气五味都不关注了。

五、藏象学说的价值

贾： 关于藏象我还有几个问题。《伤寒论》是按六经辨证，不怎么提脏腑，但是并不是说跟脏腑没关系。我是这么来理解的，张仲景觉得那样来认识有些疾病比较方便，并不是脱离脏腑。在《金匮要略》里面就跟脏腑关系密切了。历代出现了不同的辨证方法，有的是脏腑为主，有的是六经为主，有的是气血津液为主，您给我们介绍这方面的情况吧。

鲁： 中医特别关注脏腑的医家和著作中，张仲景和《金匮要略》这本书特别受关注。《伤寒论》和《金匮要略》这两本书和现代教材有很大差异。原来的《金匮要略》中有痉湿暍这篇，实际上在王叔和整理的第一本《伤寒论》中就有痉湿暍这篇。《伤寒论》有22篇文章，第一篇叫辨脉法，第二篇叫平脉法，第三篇叫伤寒例，第四篇叫痉湿暍，第五篇叫太阳病上，第六篇叫太阳病中，第七篇叫太阳病下，然后底下是阳明病、少阳病、太阴病、少阴病、厥阴病，之后是阴阳易差后劳复病，这后面还有八篇文章呢，可汗、不可汗，可下、不可下，可吐、不可吐，不可汗吐下。咱们现在《伤寒论》怎么弄呢，现在叫三百九十七法，一百一十三方。

贾： 现在是掐头去尾。

鲁： 就跟吃鱼一样，头不吃，尾不吃，吃中段，这种讲法没有把《伤寒论》整体思维讲出来。

贾： 以脏腑指导临床的书，最早的就是《金匮要略》了？

鲁： 不是，最早是《黄帝内经》，然后是《金匮要略》，再后是《千金方》《诸病源候论》等都比较重视。一直到《小儿药证直诀》谈小儿的五脏辨证，还有《中藏经》也讲五脏六腑的寒热虚实、生死顺逆。《中藏经》托名华佗所著，把脏腑描述得非常清楚。在研究脏腑的时候就涉及很多问题，比如说五脏的虚实，肝无虚、肾无实。这种说法是由《小儿药证直诀》开始的，《小儿药证直诀》提出了五脏辨证，创立了六味地黄丸。现在的方剂学认为六味地黄丸是补肾阴虚，但是那些药物补阴吗？

贾： 好，这块内容我们到讲方剂的时候再展开吧。

六、七情致病的条件

鲁：中医的脏腑和人的精神活动都有关。心藏神、脾藏意、肝藏魂、肺藏魄、肾藏志，精神活动的各个方面都和五脏有关。咱们一直认为七情致病，其实七情致病的原因不那么科学。比如说，我骂一个人，这个人可能生气了，怒伤肝。而旁边在听的人，可能还高兴呢。所以不是骂人这件事伤肝，而是被骂者有没有接收这个刺激，他要是个心态好的人，被骂但不生气呢？就伤不到他。

贾：鲁老，我觉得你提的这个确实是挺有趣的，可以这么来理解，怒伤肝是针对人的反应来说的，而不是骂伤肝，容易理解成你骂我，我就生气伤肝了。很多人都认为只要挨骂了，挨骂的人就要生气。现在的动物实验就存在这样的问题，所以现在做实验的时候就想着怎么让耗子生气来造模。其实不一定，也许它受刺激以后是产生害怕恐惧反应呢。本质是怒伤肝，怒是人的反应，不是你骂的内容。

鲁：不是我说这样的话，你就一定生气，心眼好的人就不生气了，可能还哈哈一乐。

贾：有的还高兴啊，会说"我怎么没有想到这一点，谢谢你的提醒"。

鲁：中医药大学有学生做过怒伤肝的动物模型，怎么让耗子生气呢，每天电击耗子尾巴。但是你电击耗子尾巴，耗子一定生气吗？答辩的时候，我就问他"你怎么肯定耗子生气了，耗子生气什么样啊？"有可能你第一次电击它，耗子生气了。第三次电击的时候，它可能就害怕了，那就成恐伤肾了。研究院写过一本《实验动物模型》的书，我觉得真难反映动物的心理。

贾：因为你不是动物，你没法知道它的反应。

鲁：七情致病是病人有这种情绪反应而导致疾病。

七、七情治病的技巧

贾：鲁老师，谈到这个我想起来古人也有用七情治病的，故意激怒病人或者是让他高兴。但是始终没有人提到"你怎么就知道你骂他，他就要生气。

你怎么知道你告诉他一个你认为的喜事他就要高兴。"用七情的思想来指导我们的临床的时候，我们应该以病人的反应为准，而不是以我们讲的内容为准。人情绪的反应，不完全取决于操作人员的语言。我觉得这是给大家一个提醒。

鲁：所以当大夫对病人态度要和蔼，该说什么话就说什么话。

贾：也是对什么人说什么话。还不说你认为是这样，他就认为是这样。我们在临床上经常遇到病人拿结果给医生看，当医生说没事儿，病人会说化验单上表明有事。其实我们是对他的一个安慰，他会反过来说你不负责任。或者是我们看到了问题的严重性，就告诉他，他认为你在吓唬他。在临床中如何把握太难了。我们要在临床沟通中把握病人情绪，适时地调整我们的语言，但是要根据他的思维方式来操作，这个对医生的要求确实很高。

鲁：所以医生首先应该是个很好的心理学家，所以，搞中医不容易。西医没关系，心理有问题就找心理医生。人的心理障碍永远是影响身体健康的根本。人身三宝"精气神"，调神应该是第一位。

八、神与脏腑的微妙关系

贾：这里面有几个概念，今天需要交流一下。中医讲"心藏神"，神到底是什么东西。

鲁：现在中医基础理论讲神是精气在外的表现。神是在变化的，一会儿因为看见漂亮的花而高兴，一会儿又因为遇到不喜欢的人而不高兴，但是神的变化不能太过，不然容易得病。我常跟病人说"天下本无事，庸人自扰之"。好多病都是自找的，不能怪任何人。有的人说我就是这脾气，我说应该提高修养，改变不良脾气。

贾：鲁老，您说神是生命活动的外在表现，实际上它是有内在物质基础的，并且由心来主宰，这是我们中医的一个认识。那么肝藏魂，魂是什么东西？

鲁："神魂魄意志"在《黄帝内经》里都有它的定义，"生之来谓之精，两精相搏谓之神，随神往来者谓之魂，并精出入者谓之魄，所以任物者谓之心，心之所忆谓之意，意之所存谓之志，因志而存变谓之思，因思而远慕谓之虑，因虑而处物谓之智"。心里的内在反应会影响脏腑的功能活动。

贾：神魂魄意志在《内经》中都有解释，但是现在的人都不关注了，只是在教材中讲，实际中都不用了。在临床中不要机械地应用，比如说"肝藏魂"，是不是魂的病都治肝呢？五志之间关系和五脏之间的关系是一样的，不能只有一种治法。可能通过调别的，也能调魂的病变、也能调魄的病变、也能调志的病变。所以我觉得在这方面我们仍然不能把它们分的太绝对。

鲁：这部分内容应该关注。咱们中医药大学的《内经》教研室由王洪图老师开始提出脾对五脏的关系，调中土可以治疗五脏不同的病变。所以，中医的调脾胃非常重要。因为人的呼吸是靠肺的，饮食的营养物质是靠脾胃吸收。把脾胃调好了，全身的气调好了，全身的血调好了，精气血津液都调好了，神志自然就好了。

贾：您说这些提醒我们神与脏腑的关系，不仅仅是脏腑可以影响神，神的变化同样影响着脏腑。

鲁：心为君主之官，心主神。神有广义的神和狭义的神，狭义的神就是指神魂魄意志这些精神活动。广义的神指所有的生命活动，所以调心、养心非常重要。你看现在的那些长寿老人，没有一个是脾气急躁的。他们什么事情都看得开，和社会本身的协调对每个人都很重要。

贾：我们在这里强调一下"心主神明"，当我们的心神定的时候，我们其他的脏腑方面的精神问题也就会少了，所以说调心很重要。调心的办法在《黄帝内经》中也有，在《移精变气论》中有祝由术。我觉得我们古人在这方面确实是有独到之处，但是现在知道的人已经不多了，我觉得应该关注这部分内容，这是用人做的实验，它的结果是最可靠、最接近于人的。脏腑学说里还有五脏与五液的关系，其中心在液为汗。为什么呢？临床中可以见到心里紧张的人会手脚心出汗，还有心梗以后的病人，就是大汗淋漓的，非常危险，所以，从临床上看，心与汗的关系确实是非常密切。这些都是古人在临床观察后归类出来的，仍然是从象来阐述其内在本质。从解剖等其他角度是观察不到心与汗之间的关系的，但是临床实践中确确实实就是发现这个问题了。我觉得古人的这些东西很科学。

鲁：五脏之中，心是最关键的，肾是先天之本，古代中医治疗性功能障碍、遗精等这些病，都是从心肾入手的。不能遇到性功能障碍病人都治肾。心主君火，肾主相火，心火动了肾火也动，就是君火动了会引动相火。年轻人看黄色录像容易犯错误就是心火动了。中医里有个清心莲子饮用于治疗遗精。清心就是让心火不动，相火就不妄动了。治遗精等疾病单纯从肾入手是不全面的。

贾：脏腑学说在讲课的时候是分开讲的，但是用的时候需要联系起来用。

鲁：朱丹溪曾提出"火内阴而外阳，主乎动者也，凡动皆属于火"。火不是热，动就是火，所以人体的瘀滞，气不通了就化火了。张景岳后来创立左归丸、左归饮、右归丸、右归饮，从阴阳两个方面补。张景岳好用熟地，外号又叫张熟地，张景岳用熟地的思维是值得我们关注的。张景岳是位大学问家，他用40年时间写了一本《类经》。张景岳有位文化功底深厚的老师，所以他的文化程度也很深，他的《类经图翼》《类经附翼》《附翼·大宝论》《附翼·真阴论》里面好多道家、佛家的思维。明朝时期温病学派创立，吴又可创立《温疫论》。同时温补学派盛行，创立了命门学说。命门本来是"一"的问题，而现在中医基础理论教材里命门成了肾下面附属的一小块内容。张景岳、孙一奎、赵献可三位医家都说过"命门为人身之太极"，命门乃太极，正是中医思想中的一元论的根本。按照理学的观点，顺序是"无极→太极→阴阳→五行"，而肾脏只是五行中一行。本来命门与肾脏之间是爷爷和孙子的关系，现在爷爷反成了孙子了。

贾：我觉得新中国成立以后，尤其是西医进入中国以后，中医传承受西医的影响，一直在按照西医的模式来琢磨中医，让我们的知识以这样一个体系的形式来展现，结果把原来完整的东西给割裂了，看不到它本来的面貌，这是个问题。

九、古代名医谈脏腑

贾：历代医家有注重气的，有注重血的，有注重津的，您能不能给我们介绍一下哪个医家是注重气的，哪个医家是注重血的，他们的著作分别是什么。

鲁：孙一奎著有《医旨绪余》，赵献可著有《医贯》，张景岳著有《景岳全书》，三位医家在对人体生命的认知上认为精气是不分的，从古至今所有医家基本保持了气的一元论思维。而我们现在就把气血分开了，药物这么分开了，连方子也这么分开了。中医有个血府逐瘀汤大家都知道是活血化瘀的，但是与少腹逐瘀汤、膈下逐瘀汤等几个方子比较，里面的血药变化不大，而是理气药变化大，所以我们可以研究王清任的处方里气药的变化规律。

贾：王清任《医林改错》这本书一共有 33 张方子，确实是始终不离开气的调理，要么补气、要么理气。

鲁：我曾在唐山举办的王清任学术会议上提出，大家都特别关注王清任的活血化瘀，其实王清任的方子里气药变化最大，加活血药的意思是血通了气也就通了。王清任主张"治病之要诀，在明白气血"。

贾：那可不可以这么说，历代对气血研究最有成就的医家，王清任算一个。有关血病方面有唐宗海的《血证论》，这是研究血的、很有成就的一本著作。

鲁：唐宗海的《血证论》也是气血都关注的。

贾：他是全面的，只是切入点是在血，就像我们讲的历代医家一样，有的是温补，有的是攻下，都是一样的，不是说只有一种治法，其他都不用了。

鲁：说刘河间是寒凉派，他有张名方叫"地黄饮子"，方子里温补药比较多，一点都不寒凉。朱丹溪是滋阴派，但是他用的 70% 的方子都是温补的，所以不能以这么一句话来概括一个医家。

贾：实际上对气血津液的重视程度，不同医家面临问题的时候处理的不一样。比如有关津液的问题，温病学派的医家就比较重视。有关气血的问题，杂病的医家就会比较重视。

鲁：中医的八纲辨证有阴阳、表里、寒热、虚实，后来有人提出还应加上气血。提出这个观点的有施金墨、关幼波等著名医家，他们都非常关注气血。

贾：我觉得应该加进去，我这几年对王清任研究比较多，我觉得气血确实是要重视的。因为气血无处不到，没有哪个脏腑是可以离开气血的，所以如果不关注气血的规律的话，治病就比较局限了。如果说补心，是补心气还是补心血呢？调肝气还是调肝血？这些都必须落实到一个具体上。

鲁：所以中医在看病时，除了关注八纲的内容外，还要关注气血，关注五脏气血的升降出入。

贾：好，鲁老，在脏腑这方面还有哪部分内容我们需要交流一下的。

鲁：中医治肺有张名方小青龙汤，其中麻黄、桂枝等都是宣散的药，为什么又加白芍、五味子？就像逍遥散用柴胡同时又用白芍一样。所以中医的思维里头要关注药物的升降出入，来配合用药。这个思维要在每张方子里都要注意到。比如治咳嗽，有的药物是升散的，有的药物是收敛的，要考虑药物的升降出入。我看过很多这样的病人，比较小青龙汤用白芍、五味子和不用白芍、五味子疗效就是不一样。

贾：鲁老，您刚才提到的是在强调运用脏腑学说指导临床的时候，始终要重视每一个脏腑的功能的相反相成的两个方面，不可忽视，忽视任何一个都不会有好的疗效，这是一个大思维。

鲁：我看过《临证指南医案》，里面治疗感冒的医案有12个，其中最常用的是桔梗和枳壳。桔梗是升的，枳壳是降的，这个思维和血府逐瘀汤的思维有相似之处。古人很多地方都是这么用的，包括后来的施金墨的药对里也有桔梗、枳壳这对药。现在的医生可能不能理解，为什么感冒合用桔梗、枳壳，单用桔梗还说得过去。

贾：桔梗用于感冒大家比较熟，因为张仲景有关桔梗的方子讲的比较明确，历代医家在这个传承上好像没有什么歧义。实际上，有人考证过现在说的枳壳就是《神农本草经》里面的枳实。古代遇到化脓性疾病的时候，有些方子就是用的枳实。我们现在说的感冒、咳黄痰等，跟化脓性疾病有关。桔梗在《金匮要略》里治肺痈，也是化脓性疾病。枳壳也有这样的作用，两者共同的地方是都有祛热邪的作用。但他们的作用趋向不一样，一个是降，一个是升，就是在针对感染这点上他们的目标是一致的，而且他们又能纠正彼此存在的不足，正好起到一个互补。

鲁：中医里好多方子都特别关注这点，比如血府逐瘀汤。如果把血府逐瘀汤的气药都去掉，治疗冠心病等疾病，时间长了会导致气不足，伤气了。如果不调畅气机，单纯活血化瘀，这样的效果不如一起用的效果好。

第八章 经络——人体器官组织之间的联系通路

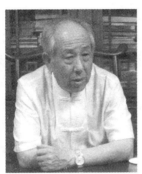
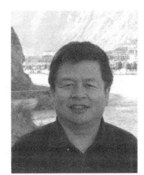

鲁兆麟　　　　　　　贾海忠

一、什么是经络

贾：鲁老，上次我们把藏象学说的部分谈完了，今天我们来聊一聊经络吧？

鲁：好的。

贾：经络这一部分知识，在我们的中医传承中占有很重要的地位，但是对于现在学习中医的人来说，除了从事针灸职业的对经络还比较熟悉，从事其他临床各科的中医似乎觉得这一部分是可有可无的。我觉得这是因为大家在认识上、感受上各不相同，所以对它的重视程度不够。虽然咱们在讲药的时候讲归经，但是在用药的时候，反而较少考虑归经。我觉得，经络作为人体各个器官之间联络的通路，这一点是公认的，但在经络概念的形成过程中有很多的分歧，比如在《内经》中，有时叫经脉，有时讲络脉，我们现在又叫经络，那么到底经脉、络脉、经络、血脉，这些之间是个什么关系呢？这也是大家都很困惑的问题。

鲁：中医中的经络，实际上讲的是气的运行通道，是人们自我感受到的气的运行通道。血脉，或者叫血管，是血液运行的通道，这两者不同。中医特别关注气的运行，就像咱们前面讲的，中医承认"人以天地之气生"，没说"人以天地之血生"。气是人体整体运行当中最基本的，既有物质性，也有功能性，而中医对血的认识，也不仅仅局限于它就是物质，如现在的活血化瘀研究中，就把它仅仅当作了物质。实际上中医认为血是有生命力的物质，与我们前面讲的"精、血、津、液"中的血是一个意思，所以中医的气血理论中，既包含了它的物质性，又包含了它的功能性，是物质与功能的融合体，这实际上也是中国文化的思维本源。在中国古代的哲学当中，认为人是由气所构成的，血也是气的分支。那么中医的经络是血还是气呢，分不清。脉中之血，出在脉外则为气，是气的一部分。脉外的气，入到脉中又是血的一部分，因此，从大的角度来看，经络、经脉、络脉都是以气为主体的认知。

贾：那就是说，在古书中提到的孙脉、络脉，实际上不是经络，而是微小的脉络。

鲁：对。

二、如何证明经络的存在

贾：您刚才谈到经络主要运行的是气，脉中运行的是血。现在谈经络概念的时候，经常讲经络是气血运行的通路，我觉得这个说法容易混淆经络和经脉、络脉、血脉的关系，即运行气的经络和运行血的血脉，在讲经络的时候，混淆在一起了。混在一起就容易让大家混乱了，理解为经络即是血脉。那么到底经络是个什么东西？您刚刚提到了，研究了这么多年，经络实质还是没有搞清楚，但是经络肯定是存在的。从新中国成立以后一直到现在，有关经络现象的研究很多，确实是有很多疾病就是沿着一定的规律分布。比如有些皮肤病，它就沿着某一个经络的循行线发展，又比如我们扎针的时候，针感确实是能够按照某一个方向传导。经络如果是血脉的话，是能够让人看到的，显然不是。但是不能拿给人看，怎么能够证明经络的存在呢？除了我们刚刚谈到的这些现象能够证明经络的存在之外，到底能不能把经络拿出来给我们看一看呢？在我上大学学经络的时候，我也一直怀疑经络是否真实的存在，后来我看到李少波老师的《真气运行法》，里面写着练到一定程度可以感觉到经络的循行。当时我觉得，我现在对经络是怀疑的，那我就照这个去练，我看看经络到底是不是存在的，结果我确实很清楚地感觉到了督脉的循行、足太阳膀胱经腿上这一段的循行、手阳明大肠经的循行，很清晰的，能感觉到，但是这个又拿不出来证据。所以我就想，要证明经络的存在，要说服人们它是客观存在的，除了经络现象以外，要自己去练、自己去体验，你就能够感受到它的存在。就好像头疼，你怎么拿出头疼来给别人看？我心里面很高兴，怎么把高兴放在桌上让人家看？因为现在的证明方式都是拿给别人去看，我们把这个叫"外证法"，但是确实有相当多的东西是不能外证的，酸甜苦辣、辛苦不辛苦，只有自己内心才知道，而经络也是人体内在联系的一种生理现象，只有通过修炼，你才能感觉到，你感觉到之后，用它来指导看病，确实是有效，因此，我觉得在认证经络这一点上，一定要强调"自证"，然后会发现不同人之间，确实有共同的感受。我觉得在经络学说的传承中，最令人困惑的，就是它存在与否。证明的办法，其实不难，古人早就有了。古人早就有修炼，只是我们现在的人主观上否定了，不去做。至于我们在概念中讲的经络是运行气血的通路，李少波老师一直在强调，经络中运行的是真气，这一点实际上《黄帝内经》中已经提到了。什么是真气？"真气者，经气也"，它是一种客观存在的东西。刚才我们谈到了气血不同，我觉得不能分成两个来理解，不能理解成它是气的通路，或者它是血的通路，这样的话就把经络和血脉割裂开来了，实际上您刚才谈到的，他们是合在一起的，这正好证明经络是气和血密切交汇的一个部位，它是存在的。因为血从血管中出来，一直到影响到血管外的部位，它们之间一定会汇合的。所以我觉得，关键是对于气血运行的通路这句话的理解，如果理解成是气血交汇之处的话，恐怕更容易理解。那么真气到底是什么？李少波老师用了现代的一个词，能量。我们都知道，在组织内的代谢是以能量为基础的。形态学上的东西，人死了，组织学上的检查都存在，但是它与活人的不一样，差在哪里呢？就差在能量上，所以李少波老师他讲，真气就是经气，真气就是能量，就是气血共同转化形成的一种生物能量。我觉得这个提法，能够解决很多人的疑惑。

鲁：现在对经络的认知，它的研究方法非常多。中国科学院生物物理所祝总骧教授，这位老先生就一直在研究经络。一开始研究经络，认为经络现象不存在，后来他怎么研究出经络现象是存在的呢？不是从生物电的角度，而是从能量的角度，从皮肤温度的角度，综合起来，那个就证明了经络的客观存在。最早他对于经络的存在，只承认百分之几，后来把这几方面综合在一起做了一个仪器，就发现百分之九十多的人都存在经络。后来我还听我同学说，他的一个学生在德国，也在研究中医的经络学说。最早，大家认为人体除了血管内血液在运行，血管之外的组织液是不流动的。后来提出一个假说，组织液在流动，而组织液的流动，才是真正中医气的流动，这个假说到现在也没有证实，问题的关键在于无法证明什么是气。

我一直在看霍金的《时间简史》，里面提出人应该十象思维，我怎么想也想不明白十象思维是什么？大概两个月之前，我和一个中科院搞物理的博士生导师在聊天的时候，他提出了多点思维。咱们想象的思维，立体的思维长宽高，再加上时间，四象思维，还有什么？站在不同角度去看，每一点证明一象思维。比如说，看待一样事物，从八个点去看，就是八象思维，站在十个角度去看，就是十象思维，所以我觉得，中医气的研究，绝对不是一件简单的事情。人们对生命科学现象的认知，还是相当肤浅的，因此我想，中医的经络，既然是多角度的思维，那我们就要多角度地看待气血。气血实际上是一个东西的两种形式，这样来看，说经络是气的通路是合理的。血脉中是血，但是血和气是什么关系？这是很值得注意的研究。

三、经络系统不仅存在于外周，也存在于中枢神经系统

贾：有关经脉研究，您刚刚提到了中国科学院生物物理所祝总骧老先生一直在致力于经络的循行路线的研究。对于经络现象，他们研究到最后，是通过经络上电阻、电位的特性，发现它是一个低电阻的、电流量比较大的这么一个特征。另外他们还发现，经络线上的声音传导比经络线外的声音传导要快、要好、强度要大。他们是从生物物理学的角度证明了它的存在。另外，您刚才提到的组织液的流动问题，中国中医科学院的张维波教授，他一直在做这方面的研究。这就是从各个角度来证明经络现象的存在，但是经络到底是不是他们讲的那个，这一点无法从形态上来证明。在经络的研究过程中，还发现了一个问题，从患者身上截下来的残肢，经过测量发现，仍然有经络现象。也就是说，经络不仅仅是一种感受，它是客观存在的。因此，我们可以肯定地说，经络是肯定存在的，但是到底哪种说法是经络，我们是不知道的。还有一个可以否定经络客观存在的现象，还拿截肢来说，患肢已经截掉了，但是患者仍然总是觉得脚趾头疼，即患肢痛，而针灸的时候，也能感觉到它往某一个部位传导。这一点好像可以推翻经络客观存在的事实。当时我看到这个说法的时候，我觉得这两个现象如果分开看，彼此是互相否定的。

它否定了外面经络的存在，但是外面经络的存在是被证明客观存在的，是不能否定的。既然是客观的，又有否定的依据，又没有完全否定的其他的证据，我觉得，应该把这两方面合起来考虑。于是我就发现了一个非常有趣的事情，我们身体上的每一个部位，在中枢神经都有定位，也就是说，经络系统结构与结构之间的联系，不仅仅存在于外周，也存在于中枢神经系统。因此，我觉得，经络确实是不同部位之间信息联系的通路，这个通路不但在外周存在，在中枢也以同样的形式存在，这样的话，我们把经络的这些互相矛盾的现象联系起来就不困难了。截肢了，外面虽然不存在了，但是里面仍然还存在，所以还能感受到。

鲁：前两天电视上宣武医院一个退了休的老先生，他就有患肢痛，后来做了一个非常简单的手术，患肢就一点都不痛了。这就证明，患肢的感觉，实际上在整个中枢系统都存在。

贾：当时在研究这个的时候，西医提出了患肢痛，中医提出了患经络痛。这个现象强烈地提示了我们，经络现象不仅仅存在于外周，而且存在于中枢。外周的经络阻断，并不能够阻断中枢的经络。当我们认识到这点之后，我们就会发现它的价值。比如说外伤之后，外面的神经给阻断了，功能丧失了，我们可以通过中枢的这种锻炼保持它功能上的联系，同时，对外周也起到强化作用，因为外周的经络和中枢的经络是相通的，而不是割裂的，也是我们中医所说的精气神是一体的，调神同样可以调气，调理外周的气。外周经络系统和中枢经络系统的统一性，正好可以阐明精气神之间的一致性。

四、经络的作用

鲁：人身三宝精气神的内涵很深啊。经络系统还有一个问题，人身有五脏六腑，各有对应的经络，多了一个心包经。心包经是什么呢？现在解释心包经就是心脏的外围，代心受邪。心包经对身体有什么作用呢？这里面引出很多值得思考的问题。第一，心包经到底是存在于心呢？还是存在于其他什么地方。咱们现在认为心脏外围的膜就是心包，但是这个位置在《黄帝内经》中不一样。中医历来争论不休，在上者是心脏的包膜，在下者"胞脉者系于肾"，到底心包在上焦呢，还是在下焦呢，在《内经》中有两种争论。我觉得应该把两者统一起来，因为心和肾是密切相关的，肾是水脏，心是火脏，心肾相交，心火要下降，肾水要上济，所以心和肾，看着是两个脏腑，实际上心肾是协调统一的，而心包经，起到联系心肾的作用。举个例子，遗精的病人，现在讲是相火妄动、肾精妄动了就遗精了。而中医过去治遗精的病，认为遗精的病应该调心，心不动相火不会乱动。心和肾之间的联系，是通过心包经，所以中医的心肾相交与心包经密切相关。金元时期，朱丹溪在他的《格致余论》中有一篇文章，叫《饮食色欲箴》，里面提到节色欲应该宁心，宁心则肾水肾火不妄动，中医心肾相交依赖的联络点就是心包经。

贾：是的，您刚才讲的这个就已经明确了中医的经络起到的作用，不但是脏腑与外周的联系，也是脏腑之间联系的一个通路。

五、为什么十二经气流注次序是从肺开始

贾：脏腑和脏腑之间，确实是以经络相互联系在一起的，所以在经络学说中经常讲到十二经流注问题，流注的次序是从手太阴肺经开始的，然后到足厥阴肝经再回到肺经。我上学的时候，不知道为什么是从手太阴肺经开始，也不知道为什么从厥阴经结束之后又到肺经了，既然是如环无端的话，那么从哪里都可以开始，这始终是困惑我的一个问题。后来我在与李少波老师交流的过程中，才逐渐明白，十二经脉只有在气血流动的时候才有生命，这个气血流动是怎么开始的呢？人在出生之后，要做的第一件事就是呼吸。即是说，十二经脉系统是如环无端的一个存在，但是要将它打开，自己真正作为一个生命活着，必须从肺开始。我觉得，我们的古人太伟大了，他们讲明白了经气的流行，但是历代医家为什么没有给我们讲明白呢，我觉得这是我们传承过程中存在的一个遗憾。我跟李老练习真气运行之后，也慢慢地从中西结合的角度看待我们中医存在的一些问题，我觉得这样的理解，跟古人应该算是合上拍了。

六、经络系统是个伟大的发现

贾：关于经络，我最近从中西结合的角度看这个问题的时候，我发现我们的老祖宗聪明至极，在那样的一种环境下，就能发现得那么准确。比如说，督脉之气是从下往上走的，这是无法测量的，但是我练功感受到了，它确实是从下往上走的。人体从一个受精卵到胚胎的三胚层，一直到中枢神经系统的形成，有一个非常明显的规律，就是从胚盘的尾端有一个圆条，在它的引

导下形成了脊索，脊索在后来变成了我们人体的椎体、椎间盘髓核，而整个中枢神经系统也是在它的引导下形成的，这就是我们的督脉，就是从下往上长上去的，它的根就在我们的长强穴上，古人把尾骨前面、肛门后面这个地方叫长强，这是督脉的根，对这个地方的调节，可能就能使督脉之气旺盛。

我们督脉上第十胸椎棘突下有个穴位叫中枢，我想，古人为什么给这个穴位起名叫中枢？既然是中枢的话，肯定是人体的正中，是上下正中的枢纽，为什么管这个穴叫中枢呢？后来我发现，从神经节段的支配来讲，支配肚脐这块儿的，正好是胸部的第十脊神经，肚脐是我们人的正中，是我们认为的正中，可是肚脐从实体部位上对应的是腰椎，并没有对着胸椎，我就纳闷儿古人怎么这么神奇。

古人管肚脐这个位置叫神阙，为什么叫神阙呢？这个名字起得非常好。实际上我们人的生命，真的是从神阙这个位置开始的，因为我们母体的气血要养育胎儿，就是经过肚脐进去，排出东西还要从肚脐排出，也就是说，这是先天气血出入的通道，是生命的原始根蒂。我们说神是指人的一切生命活动，而人离开肚脐这个地方，也就没神了。肚脐这个地方连的是小肠，上面通肝，下面通膀胱，残余的痕迹出生后仍然存在。我们人吃进去的东西，消化吸收就是通过小肠这个地方，不管怎么样，小肠如果不能吸收，你也不能活着，这就是生命的根本。所以说，把肚脐这个地方叫做神阙，我觉得无论从先天还是后天来讲，这个名字都是当之无愧的，古人起名字起得简直是太棒了。

鲁： 中医穴位的起名是按照河流山谷等来进行的，和整个大自然界一样。

贾： 在和人体解剖做过比较以后，我发现经络循行的线路和形态学上的结构之间是密切相关的。它不是一个想象中的线路，而是和形态也密切相关联的一个路线。像足太阳膀胱经，内侧有一条线，外侧有一条线，您看背部的解剖，肌肉的走向，确实能和它大体吻合上。经络真的是一个伟大的发现。

鲁： 确实是一个伟大的发现。

七、经络不仅仅指导疼痛性疾病的治疗

鲁： 怎样运用经络去治病？国家十一五、十二五规划的时候，曾经讨论过中医应当开展什么工作。最早的时候，说的是经络实质的研究。后来，我说这个没用，我说你还不如做经络治疗疾病的研究，因为老百姓主要是因为得病难受。而且经络与针灸、推拿等都是不分科的，针灸医生应该是中医的全科医生，而且我当时提出应该研究针灸治疗非疼痛现象的疾病。

贾：是的，针灸治疗非疼痛性疾病是很好的，但是现在我们的针灸科大多治疗痛证、中风后遗证。

鲁：原先在北京中医药大学的韩济生教授，他一直在研究针灸镇痛原理，以及戒烟、戒毒等，他是站在神经系统的角度去研究的。我觉得中医治疗非疼痛性疾病也很值得研究。

贾：对，中医治疗非疼痛性疾病是非常好的。比如我们经常在临床上遇到的恶心，针刺内关立即就解决了，非常快。包括一些其他感觉的异常，治疗起来效果也都是很快的。还有皮肤病变、腱鞘囊肿，这些也不一定都是疼痛，但是我们用针灸治疗效果确实是不错的。

鲁：我曾经跟他们说过，感染性疾病如阑尾炎、胆囊炎，针灸效果非常好。通过治疗以后，炎症确实是消退了，疼痛也确实是消失了。

贾：谈到这里，我觉得应该强调，经络学说是我们中医里最具特色，而且最有临床指导价值的一个学说。

鲁：而且是最具有原创性。

贾：是的。前年，李少波老师给我讲点穴治病，李老的手法很轻，而且在极短的时间内就能把病给缓解了，说实在的，当时我都感到很惊讶。此后将近两年的时间，我一直在研究点穴。我发现，这个经络学说啊，它的潜力真的是太大了，很多病，连针都不用，就能够轻而易举地解决了。我就觉得，经络学说真是值得我们深入研究的。

可是我们现在的教育里面，把这一块儿都给淡化了。昨天我值班的时候跟一个七年制的学生交流，我说你们针灸学过没有。学生说学了，就用了30个课时。30个课时能学什么？太少了。这样的话，现在我们培养出来的学生对经络都是一个模模糊糊不清楚的印象，就是知道有那么回事儿。经络这个中医中非常优秀的东西反而被我们现在的课程给淡化遗忘了。

鲁：因为现在有些教材越编越厚，其实有的不需要编那么厚，而有的应该编的更厚一些。

八、经筋、皮部理论是经络学说不可忽视的部分

贾： 在经络中还有一个问题。咱们一般强调十二正经、奇经八脉，但是对于经筋、皮部的重视不够，实际上经筋、皮部的理论，在指导临床的时候也是很有价值的，尤其是点穴这一块儿。我现在发现，现代解剖和中医的经络、经筋、皮部这些联系起来以后，可以对很多病产生意想不到的效果，所以我觉得这里面值得挖掘的太多了，我们在讲课的时候，应该给予很大关注。

鲁： 借鉴中医经络学说，出现了络病思维和络病治疗。这个络病治疗实际上是由刘河间他们提出来的。现在又提出"久病入络"，久病入络的思维，实际上是叶天士的思维。我一直在琢磨，叶天士怎么想出来的"久病入络"，刘河间凭什么提出"络病理论"，他们怎么想到的，怎么发展的，怎么提出来的？因为他们也没学过物理、化学、解剖，他们为什么有这些想法，这些想法的理念是什么？我想，这应该是因为他们本身的中国文化底蕴深厚，中医的发展应该和中国文化底蕴非常相关。现在中国文化底蕴被年轻的一代慢慢丢掉了，这应该是中医本身发展缓慢的一个重要原因。

九、针灸经络是中医中最精彩的部分

贾： 我在上学的时候，学习、实习完了之后，我最喜欢的就是针灸。但是我毕业之后为什么没有选择针灸科呢？就是我们刚才谈到的，针灸科现在的病种太单一了。单一的话，就不能够发挥针灸的优势了，所以我当时就选了内科，在内科什么病我都可以见到，什么病我都可以用针灸治疗。而现在在针灸科，很少遇到这些病。我曾经给针灸科介绍过一部分病人，结果针灸科的大夫一看有房颤、有冠心病，不敢扎。我说我都是用针灸来治疗心绞痛，这有什么不敢扎的。所以说，要想弘扬针灸，要想经络学说让大家都能认同，单纯针灸科是不够的。虽然针灸科现在用经络理论是最多的，但是远远不够。

十、手法当中有大学问

鲁： 过去的中医，在针灸时有补有泻，补实际上是提高人体的机能，泻是祛除人体的邪气。在我们的中药中，方剂中，都有扶正祛邪的方法。针灸一根针就有补泻不同的手法，但是这些东西，掌握的人越来越少了。

贾：对，您提到这儿，我想再说两句。您刚才提到针刺的不同手法，李少波老师他的手法里除了迎随补泻，最有特点的就是跟呼吸一致的手法。在吸气的时候，手是不能够往下按的，呼气的时候，手是不能抬的，是要随着呼吸起伏的。后来我发现了李老这种手法的科学性，就是完全是顺乎自然的。这样的话，跟呼吸的节律是完全保持协调的，人体协调才能健康，才能不生疾病。后来我就在深入思考一个问题，十二经气血流注，不仅仅是生下来时，从吸气开始的循环，更应该强调，我们的呼吸节律对整个经络系统的节律调控。李少波老师就是对这点非常关注。呼吸节律不仅仅是经络流注的原始动力，而且是整个经气节律的一个策源地。他的点穴是完全和呼吸一致的，这是老先生高明的地方，他把节律的问题，运用到点穴和针灸上来了，不用费多大力，效果还很好。这就是对经络系统的认识有多深，你临床运用时就能取得多好的效果。

鲁：实际上用针灸的思维和用中药的思维，基本上是一致的。

十一、经络理论如何有效指导中药的应用

贾：对。您看经络这一块儿咱们还有哪些点可以再谈一谈？

鲁：对于经经这一块儿，叶天士和刘河间他们两个虽然不扎针灸，但是他们的络病学说、久病入络理论，实际上都是站在经络的角度上去认知的。尤其是叶天士，他的《临证指南医案》中用奇经辨证的医案非常多，我曾让我的学生去研究过他。

贾：对，刚才我们没有谈奇经八脉的事情，现在正好谈一谈。

鲁：叶天士拜了十七位老师，他所有传下来的理论，都是跟学生坐船的时候说的，我们认为叶天士是一个温病学家，实际上他是一位杂病学家。

我一直在琢磨，他是怎么把这些理论糅合到一起，怎么提出自己的看法。说老实话，应该说叶天士第一是个聪明人，第二是一个有悟性的人，他善于思考。好多人说吴鞠通，实际上吴鞠通是对叶天士学说的一个发展。有的人贬吴鞠通，说叶天士出了一个卫气营血辨证，你怎么又出了一个三焦辨证。我说不对，叶天士所有温病学说的思维，祛邪理论为主，都是在祛除热邪，而吴鞠通的思维，是三焦和卫气营血的结合体。我们知道卫气营血辨证有一个缺点，它只有表里定位，没有脏腑定位，吴鞠通又加了一个三焦，等于是补充了叶天士理论，使得温病的定位更准确了，而且在叶天士的祛邪理论上

又加上了扶正理论。

贾：有关奇经八脉在指导临床这一块儿，您觉得历代医家，哪一位在这方面比较突出，其代表性著作是什么？

鲁：有关奇经八脉我曾经查过很多中医书。清朝有一本中药书叫《得配本草》，这本书在最后提到了奇经八脉的用药。

贾：嗯，这个是应该好好看一看。李时珍的《奇经八脉考》里面有没有指导治疗这方面的内容？

鲁：有，但是不多。叶天士的《临证指南医案》中的话非常简单"治在奇经"、"治在冲脉"，然后开一张方子，所以关于奇经八脉怎么用药，在中药书中找，非常难。

贾：关于这一块儿，研究的医家少。

鲁：是的。

贾：其实奇经八脉是很重要的，一点都不能忽视，我们在练真气运行的过程中，先通的是任脉和督脉，小周天。这正好是奇经八脉中两个最大的经脉。所以说我们应该重视奇经八脉，这里面应该是大有学问可做。从针灸的角度来讲，任脉、督脉的穴位在治疗上少而精，效果非常好。

第九章　病因——疾病产生的祸根

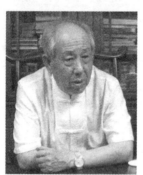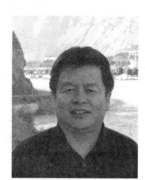

鲁兆麟　　　　　　　　　贾海忠

一、病因有多少

贾：鲁老师，今天咱们应该聊病因了。疾病产生的原因很多，但是我们中医对疾病产生原因的认识还是挺系统的。您先跟我们聊聊疾病产生原因大体上有哪些，然后我们再一个一个展开讨论如何？

鲁：这个病因啊，从陈无择开始，提出了"三因学说"，即外感六淫、内伤七情、饮食劳倦、虫兽所伤。外感六淫邪气是风寒暑湿燥火，内伤是喜怒忧思悲恐惊七情致病，或者叫五志致病，还有饮食、劳倦、外伤，这些都是造成人得病的基本原因。现在好多人对疾病的认知，出现了混乱的想法。比如现在中医基础理论提出来，痰饮是病因、瘀血是病因，实际上把中医的病因学混淆了。中医的病因有两个概念，一个是产生疾病的原始原因，最开始的原因是什么，这是第一层的病因。第二层的病因，因果的因，很多把病因的因和因果的因混淆了。为什么我要说这个呢？实际上中医说的"三因学说"是有道理的。三因学说中，风寒暑湿燥火，即一年四季的气候的变化，是外界原因，也就是中医说的外感六淫。为什么说是外感呢？就是它冷了热了，使人体得病了，这是产生疾病的原始原因。那么内伤七情呢，是心理因素的原因。中医的心理因素的原因，并不是原始的，而是通过个体对所遇事情的反应产生的。

贾： 这就是原因与反应和疾病之间的关系，真正的原因不一定能够直接致病，但是你对它的反应反而能够导致疾病。这就是"怒则气上，悲则气下，恐则气下，喜则气缓，悲则气消，思则气结，惊则气乱"。

鲁： 对，这就是"喜怒忧思悲恐惊"对我们人体气机的影响。中医一直认为人体之病是气乱了，并不是血乱了，中医学强调的是人身统一于气，并不是强调气滞则血瘀，气滞血可以不瘀，气滞了，血可以瘀，血也可以行。所以，中医的气与血的关系，核心是对中医气的认识。中医对人体气的认识，又回到我们之前说的，气的一元论，中医学在谈气血的时候，先谈气，然后再谈血。不能说中医学上来就谈阴阳，然后就精气神，这三个方面是等同的吗？不等同。实际上，中医治疗的核心是气调整的好不好。

贾： 因为导致人们精神上不愉快也好，愉快也好，或者恐惧也好，它的原因实际上是有很多的。同样的一件事，对甲来讲可能产生了恐惧，对乙来讲可能就产生了愤怒，对丙来讲也许就产生了喜悦。同一个原因，可以导致不同的情绪反应。所以中医在讲情志类疾病的时候，它不再讲病因了，它只谈在某种情绪状态下，气机的紊乱是怎样的。

鲁： 中医讲的"怒则气上"强调了怒和气的关系，并不是强调怒和血的关系。比如说现在临床上说睡不着觉，心神不安了，心神怎么不安呢？中医基础理论上讲，是因为心血不好，导致心神的不安宁，所以中医治疗失眠的时候，经常用一张方子，比如天王补心丹。这是由于气影响到血，并不是开始就影响血没影响到气。所以中医理论中有好多问题，并不是一开始就影响血的，而是影响气的。《内经》的"怒则气上，喜则气缓，悲则气消，思则气结，恐则气下，惊则气乱"都是强调情绪变化对气的影响。而我们现在呢，中医基础讲什么？心为什么不睡觉呢，是心血不宁了，所以认为天王补心丹是养心血的、安心神的，这是大思维出现了混乱。

二、七情如何致病

贾：鲁老师，您概括谈病因之后，直接就谈情绪方面的内容。是不是可以说，情绪致病在中医所有致病原因中应该列为首位。由于情绪的波动，导致气机的紊乱，同时也会导致机体对外邪的抵抗能力降低？

鲁：因为他自身乱了，比如说生气了、着急了、郁闷了，他的气机紊乱了，正气就弱了，正气一弱外邪就容易入侵了。

三、六淫与六气

贾：中医的外因包括什么最常见的致病原因？

鲁：风、寒、暑、湿、燥、火，实际上外邪是讲的自然界的各种各样的不受人体客观影响的气候变化，所以叫外感六淫。这种外界的自然变化，是不受人们支配的。

贾：其实正常情况下，风寒暑湿燥火是不致病的，只有过度了，它才致病，这时候咱们中医就叫做六淫，但是有些时候，风寒暑湿燥火这些气候是正常的，有些人病了，有些人就不病，这种时候对于病人来讲，还叫不叫六淫？

鲁：对于病人来说，虽然是正常气候侵犯，一旦它伤人了，就叫六淫，要是不伤人就叫六气。

贾：所以，我觉得六淫的概念是这样来的：一个是绝对的六淫，因为它超出了正常的限度；另外，对于具体的一个人来讲，超出了他的耐受，也可以叫六淫。咱们原来讲的呢，只是说超出正常限度的叫六淫。我觉得，落实到每一个具体的人来谈病因，比笼统地讲要好。那样讲病因，可能对流行病学有意义、有价值，但是我们具体到每一个人来讲，还是应该就他的体质和环境之间相对的关系来认识，这样来看可能更合理一些。

鲁：从一个人适应环境这方面来说，咱们举个例子。一个生活在南方的人，突然来到北方，南方的气候温暖，北方气候寒冷，他突然到北方呢，不适应当地的气候，他的身体没有适应当时自然界的变化，这样就得病了。得病的这个人，是不是他正气大虚呢？不见得。比如咱们冬天，得穿上羽绒服，他在南方从来没穿过羽绒服，突然到北方了，冷了，没注意添衣服就得病了。现在有好多人，比如从台湾来的人，认为北京可冷了，到北京一看，北京屋里的温度非常合适，可是到外面就非常冷，所以在外面就穿得很多，到屋里就要脱掉，他们不适应，你看北方人就不这样。

贾：鲁老师，您谈到这儿我就想起来，我们到冬天也经常见到风热感冒。为什么呢？像我们医院里，暖气烧得足足的，其实天儿还挺冷，但是人们呢，一派热象就出来了。在南方呢，人们也会受凉，因为人们贪凉。所以说，在大的温热的环境里，也会感受寒邪。在寒冷的地区，由于局部的小空间的温度很高，也可以感受热邪。现在由于我们人类生活方式的改变，感受六邪与季节之间的关系，也发生了改变。这点我们还是体会比较深的。

鲁：对。

四、中医和西医病因分类的异同

贾：另外还有一个，在咱们现在这个时代，中医讲的六淫不与现时代结合是不可能的。因为人们总会问你，这个风邪到底是啥邪？是不是电扇的风一吹，我就病了？为什么有的不是电扇吹，也得的这种病？那么中医的六淫分类和西医病因的分类，它有啥不同？

鲁：西医的病因分类，也是三因。第一个原因，是生物因素致病的，比如病毒、细菌等。第二个，是物理性因素，温度的高低，比如天儿太热了，人受不了了，也可以致病，太冷了也可以致病。第三个，化学因素，比如说硫酸泼到人身上了，人烧伤了，这是一种致病，西医原来就这三个因素。现在又加了一个心理因素，就是你自身的承受能力怎么样，现在工作忙，工作紧张，生活压力大，这也是致病的原因。

贾：西医增加的心理因素，类似于七情致病。而六淫邪气，与西医的生物、物理、化学的致病因素，它们之间到底是怎样的关系呢？现代人愿意问这个问题。比如说这个风吧，好像是个物理的因素，但是中医讲的风邪，是不是就是物理的风？肯定不是。所以我有个认识不知道对不对，说出来您看看。因为我觉得咱们中医里头没有去分生物、物理、化学，但是六淫又全面包括了外来的这些原因。显然，它和西医的病因之间，是有交叉关系的。我一直在思考这个问题，中医在对病因认证的时候，我们叫审证求因。当它具备了某一组临床特点的时候，我们就认为它是风邪所致，具备了另一组临床特点的时候，我们认为这是另一种或几种六淫之邪。我们只是根据人体对病因的反应来进行病因分类的。

鲁：是根据症状反应来分的。

贾：对，所以说真正的风吹我，我病了，这叫风邪。生物性的病因，感染了破伤风杆菌后人抽风了，它也叫风。中医这个风，是根据临床表现来推断的。中医的病因分类方式跟西医不一样，西医是可以看得见、摸得着、测量出来的，中医呢，你只能是看到结果，然后反推认为是这个。我们中医也就形成了根据临床表现推论是什么病因，然后用某一些治疗方法，解决了这个问题，我们就把这个药叫祛风药，这个药叫散寒药，实际上风寒暑湿燥火，每一个里面都包含了物理性的、生物性的、化学性的。

鲁：是不是包含这些，我还真没研究过，但是我知道中医的六淫包容的范围确实非常宽。推断这个病，这个病有这些症状，通过这些症状，来反过来推它的原因，才推出风寒暑湿燥火这些病因，并不是你真受风了。中医还有句话，叫"虚邪贼风，避之有时"，是贼风，不一定是刮大风，你就受风了。那天我正好看一个病人，他在医院里住院，门口开了一个小缝，风一吹，发烧了。为什么开了一个小缝他就发烧了，要是门大敞开，可能就不发烧了？中医老说"贼风"，就是跟偷偷进来的贼一样，说"虚邪贼风，避之有时"，而不是说"虚邪大风"，大风的话，你在思想上就有准备了。贼风呢，因为你没防备，非常容易伤人。

贾：另外我觉得，中医在认识病因的时候还有一个特点，就是古人没办法再细分，只能这么认为。如果这个季节是一个多风的季节，比如说春天，那么我们说它容易生风病，实际上它会把春天的所有的生物性的病因、物理性的病因通通都叫风邪。夏天暑热，就是热邪，这个热邪中，生物性的和物理性的病因，它们是密切相关的。咱们就拿乙脑来讲，中医讲是暑瘟，离开这个季节就不存在这个病因，那么就不会出现暑瘟。因此说，中医讲的病因不仅仅包括物理的，还包括生物的，但是这个生物的和这个物理的又是密切相关的。离开这个条件，就不存在这个病。所以我觉得，中医的病因是从物理性、生物性病因相伴随作用于人以后出现的共同特点反推回来认定的。中医病因的分类，应该说是比较粗，却也比较系统，但是我觉得它有很大的优势。正因为我们中医有这么一种认识疾病的方式，所以在认识西医未知疾病的时候，就明显地显示出它的优势来了。例如SARS，西医还没搞清楚是哪个病毒哪个细菌，我们却能很快知道应该怎么治疗，反而解决了疾病。

鲁：所以中医的思维和西医的思维是不一样的。西医的思维基本是唯物的，我一直说，西医是彻底唯物主义者，而中医思维中，有一半是物质性的，一半是精神性的，精神和物质的统一体，这是中医的大思维。

贾：在这一点上，我还有我的一个看法。说到中医西医唯物唯心的问题，我觉得一般不这么看，这么谈的话，就容易搞对立。实际上我觉得中医真的也是唯物的。你看，我们中医没有说这个病我们看都不看，就说它是个什么证。我们一定是见到依据，先辨证，然后施治，所以说我们都是有依据的。有依据的就不是空想的，不是空想就都是唯物的。所以我觉得这个从哲学上来讲，中医还真的是一个很彻底的唯物主义，它不是一个唯心的。

鲁：但是我也一直有一些想法，我看霍金的《时间简史》提到了什么叫反物质。

贾：实际上，物理上的物质和哲学上的物质是两个概念。哲学上的物质，只要不是你想的，不是意识的，就通通都是物质的，那就不管你看得见的看不见的。物理学上的物质呢，它把能看得见、测得到的，叫做物质，而看不见测不到，我们只是知道它的存在，把它叫做反物质。物理学上的物质和哲学上的物质不能够混在一起谈。

鲁：所以你看，现在物理学家正在做反物质研究，这是物理学的一个热点。也就是说，人认识的世界中，有好多问题，都不清楚。

贾：是的，我倒是觉得我们老祖宗的思维方式很好，有阴就有阳，有正就有反，我觉得我们老祖宗太有智慧了。他知道它的存在，但是现在不一定能够展示出来。我觉得这是大智慧。

鲁：中国的哲学思维，中国的文化思维，确实对中医有很大影响，所以中医有好多东西，应该站在哲学角度、大思维的角度来考虑，因为不管你自觉地不自觉地，每个人都受到哲学思想的支配。

贾：对，那是必然的。

鲁：所以人的哲学思想的提高，对研究疾病确实有很大的帮助。

五、戾气是什么

贾：我们刚才谈到的风寒暑湿燥火这些病因，它有明显的季节特点。还有一些病，它阶段性地出现、大面积地流行。对这类病的原因，我们中医怎么认识？

鲁：对于大面积流行的病，现在西医说是传染病、流行病，西医一直在追寻它的生物因素。说句实在话，人追寻生物因素这个思维，太难了。为什么这么说呢？因为人要活着，生物体自己也要活着，而生物体的变异非常快，越小的生物体，越容易变。我举一些简单例子，结核病，都说是结核杆菌引起的，包括血吸虫病，其他的流行病，这些病都是生物细菌引起的。这些病发展到后来，有些病人对所有抗菌药物都耐药。这就是说，你要生存下来，结核菌也要生存下来。人们为了杀灭结核菌，发明了好多药，最早是用链霉素，后来用雷米封，再后来用利福平，等等，这些药物发展到最后，结核菌好像是消灭了，但是它总有生存下来的。包括咱们现在的麻疹、天花这些，到现在我们也不敢说，什么东西给消灭掉了。所以现在就出现了所有抗结核药物无效的结核病例，这个病要是传播下来，对人健康的威胁性就更大了。生物体本身的变异就意味着它本身也要生存下来，现在有 H_1N_1 禽流感、有 H_2N_7 禽流感、有 H_7N_9 禽流感等，天天在变。人们不能以不变的药物来对待变的生物因素，为了防止这个病的发生流行，必须投入大量的财力物力，所以很大一批科学家，都在研究，怎么应对这新的生物性因素引起的疾病呢？中医确实有它的特点，中医根据这些病产生的症状来开中药，吃完就有效，因为它是在实践中不断总结出来的，它有以不变应万变的优势。

贾：我觉得，像这类病，我们中医叫做疫病、瘟疫，认为它的病因是戾气。实际上，从戾气方面来讲，和西医就有共同之处了。都认为有一个外在的导致疾病的东西存在，也就是现在所说的这些微生物。但是中医原来在没有认识到这一点的时候，也在治这个病，那么这一类病，实际上在当时并没有找到治疗病原微生物的药，但是它找到了调节人身其他功能紊乱的办法。现在西医在处理这些病的时候，它始终针对的是病原微生物，那么中医呢，除了针对它以外，还解毒，不管是寒毒热毒什么的，我们通通有解毒这一招，是针对这个来的，同时提高自身抵抗能力来抵抗这个致病因素的毒性，以及提高杀死致病因素的正气，调节人体内在关系的和谐。也就是说，中医在治疗这一类疾病的时候，是着眼于好多因素在调节，所以说，不一定是非把病因搞清楚才能下手。

鲁： 把症状解决，舒服就行了。

贾： 对，其他的方面都解决了，疾病自动就会退却的，这是一点。另外我们中医呢，我觉得还有一点比较高明的地方，尤其是在戾气致病上。实际上，戾气致病，也是在特定的自然条件下，一年四季气候的变化，风寒暑湿燥火，它在某一个季节出现，在某一个季节消失，要是常年都有的话，就不叫疫病了。有关疫病的发生，到了那个季节，我们要警惕，过了那个季节，你根本就可以不考虑它。正因为认识到它是这么一类的致病因素，它是生物性的致病因素，与季节是密切相关的，所以说当某一个传染病出现的时候，西医还不知道它能持续多久的时候，我们中医经常有人就说，根据五运六气推算，说到什么时候就没了，实际上，自然界的变化，自动就让它没了，并不是我们人把它战胜了，而是自然的变化已经让它失去了它赖以生存的条件，它就不能致病了。说人战胜了 SARS 是不对的，实际上靠的是自然界的力量，我们跟自然界比起来，力量是微不足道的。所以说，有的时候我们治好了、控制住了某一类疾病，也不要完全认为是我们自己的功劳。我觉得，在这一点上，如果无论中医也好、西医也好，能保持一个清醒的认识的话，也就不会自大了，这样就有进步的余地了。

六、饮食如何致病

贾： 饮食是我们日常所必需的，但是，往往我们日常所必需的，又会使我们产生疾病。饮食致病呢，我们认为有三方面。一是饮食不节，二是饮食不洁，三是饮食偏嗜，对饮食致病，主要概括这三个方面。饮食致病和六淫之间的关系，我觉得也是非常密切的。饮食致病仅仅是一个途径而已，伴随着你的饮食而导致的，像我们所讲的痢疾、霍乱，我们都认为是湿邪，大多数人都是把它当湿邪来看待的，最起码是跟湿相关的。中医讲湿邪也都是在夏天的时候最多，在湿气最盛的时候，它也最多。所以说我们的饮食致病实际上和六淫是分不开的，还是联系在一起的。我们虽然做了一个病因上的分类，但是实际操作中，临床治病的时候，我们不可能分得那么细。

鲁： 中医三因学说中"外感、饮食、劳倦"和六淫、七情都有密切关系。

你的情绪低沉、身体不运动、体力下降，你就可能会得病。所以，即使你什么都吃得好，也不一定就不得病。中医说饮食要"常吃五味"，就是酸苦甘辛咸什么样的东西都得吃一点，但是都别吃太过就行了。

贾：这就是要有节制。

鲁：对。所以我一直在想一个事，你说现在人们的过敏性疾病越来越多，这是什么原因导致的呢？每个人在自然界生活，至少有十万种外界的因素在刺激你。现在西医有变态反应科，要有十万种变态反应原来测定，那人就被扎成筛子了。所以，在这个问题上，我就想我们应该平常多接触接触各种东西。西医脱敏的方法，就是每次少量接触，逐渐加大剂量，慢慢的，就不过敏了。我见过一个人，吃大米过敏，这个人原来是北京电力局的一个副局长，现在已经90多岁了，给他煮的小米粥里，有几粒大米，他就晕了。所以他们家，一直就只包饺子，从来不吃大米。

贾：鲁老，您刚才谈到过敏性疾病，这一类疾病现在太多了，比如皮炎、过敏性哮喘，确实是太多了。这一类病我记得以前好像没有这么多，但是大约在二十年前，我经常听从国外回来的人说，在国外中医治疗过敏性疾病怎么怎么好，现在呢，随着我们国家的发展，我们也觉得这一类病太多了，这显然是和我们的饮食相关。我们穷的时候，在同一个地球，同样的一年四季，我们不生这一类过敏性疾病，但是现在我们经济发达了，我们肉吃得多了，蔬菜也都是农药化肥催出来的，我们的饮食和他们一样了，我们的疾病谱也和他们一样了，所以说这是饮食原因导致的。刚才您提到脱敏，什么东西少吃一点，这正好是我们中医所提到的，饮食不能够太偏。

鲁：对，偏食不好。

贾：偏食就会出现很多的疾病，每种都吃点体内就会对每一个东西都认识，就不会产生过敏类的疾病。我们之所以过敏，是因为我们第一次见的时候不认识，不认识呢，它就会产生一些不舒服的感觉，等到第二次见的时候，就要跟它产生激烈的斗争了。但是如果说，他一开始吃的就是少量，反应不会激烈，等再见面呢，他还是少量，还不剧烈，等以后大家熟悉了，就能吃了，它就不会有什么激烈的反应了。我觉得人体对于一个东西的适应，真的是要从小量一点一点地开始，他就会逐渐耐受，不会出现过敏性疾病，所以我们中医始终把饮食偏嗜作为一个致病原因。我觉得这个提的确实是很好。另外就是，我们以前讲饮食偏嗜的时候，讲的是缺少什么微量元素，缺少什么维生素，是从那个角度来讲的。现在我倒觉得应该从强调预防过敏性疾病来讲，这是一个很好的讲法。原来咱们的中医里面不这么讲，见到过敏体质就认为是风，通通都认为是风，似有不妥。

鲁：认为是风呢，因为它起病比较急，变化比较快，这是中医说的风证的特征，但是这个风证，说句实在话，并不完全是外风。

贾：内外合起来，产生的那个结果。

鲁：产生了过敏结果，就叫这是属于风证、属于寒证、属于热证等这些情况。

贾：您谈到这儿，我倒觉得这是一个很重要的话题。为什么呢？我们说春天风多，得风病，但是你到其他季节也会得。那个时候你在屋里关着，没风，同样得风病，这个更主要的是内在的风。所以说我觉得有关中医的风寒暑湿燥火，我们又分为内生的和外感的，实际上我们真正在临床操作的时候，也不分内生和外感。

鲁：实际上是根据症状和反应，来判断你是不是受了风。

贾：所以我觉得在理解中医病因的时候，不能够机械地理解成西医的那种物理性的风、物理性的热，它一定是外界的生物、物理、化学的加上体内的反应。这才是整个中医学的关键所在。

七、痰饮、瘀血、结石是病因吗

鲁：病因学里有好多问题，现在中医基础理论里把痰饮、瘀血、结石都归为病因了。

贾：归为二级病因，它是完全按照西医的那种思路来的。

鲁：这种思路是错误的。有瘀血了，活血化瘀，就是治病的最好办法吗？不一定。实际上，中医真正的思维，调气永远是第一位的，梳理气机。活血可以理气，养血也可以理气。实际上中医所有的药物，都是站在气的角度去认知的。我的老师任应秋老师曾经说过一句话"宇宙自然界都是连续的气和不连续的形的统一"。气是连续的，就是宇宙自然界，是由气构成的，具体到每一个有形的东西，就是形是气构成的，那么人体呢，人体如果不谈气，只谈血，就不符合中国文化的大思维。现在把痰饮、瘀血、结石等作为二级病因，二级病因怎么产生的？你如果把二级病因治好了，这个病就治好了吗？

因为中医的因，有因果的因，有起因的因、原因的因，原因和因果是两个概念。原因就是产生这个疾病的最原始原因，这就叫病因。而因果关系呢，因为这个原因，产生这个结果。那后来我就提了一个问题，随便举个例子，比如头晕，头晕完了就恶心，恶心完了就呕吐，呕吐完了就不吃饭，那要这么分的话，头晕是恶心的病因，呕吐是不吃饭的病因，不吃饭是没劲儿的病因。这就是因果的因，因果的因，怎么当病因呢？

贾：所以说我们这个病因还是应该强调始动原因。

鲁：对，所以我写了一篇文章，叫"痰饮瘀血非病因论"。为什么我说痰饮瘀血不是病因呢，痰饮怎么来的？你说由于痰饮产生了好多好多病证，都是因为痰造成的，那痰就是病因。产生痰的这个病因是什么呢？最原始的病因是什么？这才叫病因呢。不能把痰饮作为病因，也不能把瘀血作为病因。我跟他们说了一句开玩笑的话，我说如果瘀血是病因，那么气滞是病因不是？气滞血瘀，没有气滞凭什么血瘀呢。为什么不把气滞作为病因，要是这么推断的话，就没头了。

贾：是，这个中间的病理环节不作为病因，只是作为一个过程。

鲁：现在中医基础里说的那些病因，我是反对的。容易混淆。

贾：容易使大家找不到根儿上去，找到瘀血就以为找到病根儿了，其实不是。

鲁：我刚刚特意提了一个问题，我说如果瘀血是病因，那么气滞是不是病因？

贾：这个观点我觉得很对。另外还有一个，您看咱们谈病因的时候，是一个一个谈的，实际上我们在临床运用的时候，可不能一个一个用。因为很多疾病的产生，它往往是多因一果的。因为体质虚，因为天气变冷，因为湿气比较重，所以说我感受了寒湿。并不是说像西医那种，找病原微生物只找一个，我们中医找病因，一定是全方位找的，这样治病才会高效。

八、劳逸过度如何致病？

贾：我们讲劳逸致病。过劳、过逸为什么会致病呢？我们经常说，你好好歇着，别累着了。但是这个歇过头怎么又能致病呢？太劳累了会致病，太安逸了也会致病。

鲁：劳累太过，就使人的体力消耗过多，就耗气了。待的时间太长了，天天坐在那儿什么都不干，就待着，气血运行不够了，也可以致病。因为，中医讲的气的运行过程当中，它不致病。那么，他老待着，气不好好运行了，会气滞血瘀，也会致病。劳累太过呢，就可能把气给耗了，气耗了血也就弱了，气血弱了，气血逆乱了，也容易致病，所以中医说，劳逸结合，过劳不行，过逸也不行。过劳过逸里头还分好多种情况，久坐、久立、久卧各式各样。中医中各式各样的病证是站在不同角度说的，这个是伤了脾了，那个是伤了肾了，是站在大思维的角度去看待病证的产生。我一直在思考一件事，对于一个人，运动好还是不运动好？你说运动好，那我就想问了，运动员有多少人长寿？运动是积极地锻炼，积极锻炼过程中，有的运动员为了出成绩，过劳了，实际上耗伤了气血，耗伤了以后就容易得病。那么过逸呢，不运动的人，短寿吗？不一定。所以中国的运动，例如太极拳、太极剑、气功，这个运动和西方的踢足球、橄榄球、拳击等比起来，中国的是安静缓慢的，西方的是对抗性的。西方的对抗性运动对身体的健壮有好处，但是在有好处的同时，对情绪也有影响，所以西方人的心理性疾病比较厉害。现在中国的心理性疾病也越来越厉害，这和劳动不劳动有什么关系？我曾经举过几个例子，比如说，咱们谁都知道齐白石是画家，他是不是总锻炼呢，是不是一天走多少圈呢，实际上，他锻炼的是气的宁静。齐白石画画的时候，应该是他的精神凝聚了，平和了，去画这幅画。心情的平静，永远是健康的第一位。

贾：这里面就是心神合一啊。实际上，齐白石画画，我还有一个理解，咱们不能完全把它当成一个静，其实他也在动，他的肢体在动，只不过是不像别人那么剧烈地运动，但是又不是不动。您看，刚才讲了，过逸，气血不流畅了，人呢就要生病。确实是这样的，如果一个人没病，你在床上躺上一周，你起来就会头晕眼花、浑身无力，这就是过逸致病。我们中医讲的太极拳、太极剑，它们不是不运动，也不是剧烈运动，这种运动才能够使人的气血调和、顺畅，达到促进身体健康的目的。

鲁：中医的太极拳、太极剑等这些东西，想要练好了真不容易。想要练太极拳、太极剑，它的核心问题是以意领气，你的心理因素要和气血运行相合。像气功，如果练不好，是会走火入魔的。

贾：是的，意气相随，这是讲到了心神合一。

鲁：没错，好多人跟我谈，运动好还是不运动好，我只说一句话"做适合你的运动"。

贾：对，这句话非常重要，为什么呢？你不能说就打太极拳好。太极拳对于一个四肢关节疼痛的人来说，想要让他做到位，他做不到。先在床上活动活动，只要保持功能位，就行了。然后慢慢你能站起来了，你再去打太极拳也行。所以说您这句话我觉得提的非常好。提醒大家，要去做适合自己的运动，这样就可以避免过劳、过逸。

鲁：没错。我年轻的时候，是一个非常好运动的人，但是到现在我才发现，我腰不好了。为什么呢？原来打篮球的时候，经常撞一下、摔一下，那时候什么事情都没有，50年以后，才发现腰不好。50年以前伤了，50年以后才发现腰不好。这个东西是一点一滴累积起来的。

九、虫兽金刃致病的特点

贾：说到这个病因啊，我这儿又想起咱们中医里面还讲了"虫兽金刃"也会对我们人体造成很多的疾病。这个虫兽金刃导致疾病，应该说病因是很明确的。我们一直在讲治病求因，其实这个因不用求就已经知道了。治病求因对这一类疾病来讲，就没什么意义了。这一类疾病我们治疗的时候，病因就不用管了，只用管机体对它的反应，产生的气血功能的紊乱，以及体内寒热虚实的变化，所以，这一类疾病我们是不需要针对病因治疗的。就像被刀砍伤了，你再怎么处理那个刀，疾病也还是在那里。被动物咬了，你把它打死，还是咬了。所以说，这种时候对病因的治疗就没意义了，这一类病比较有特点。

十、疾病迟发

贾：您刚刚提到的多少年之前受的伤，多少年之后才表现出来，这个现代人往往无法理解，那个时候的事怎么和现在有关系？实际上，在生活中确实可以看到很多这样的病。我前一段时间，遇到一个很能说明这个问题的一个病人。他伤了两颗门牙，伤了以后，这两颗牙一直没事儿。过了四五年之后，这两颗牙掉了。你看，他是那时候伤的，后来也不疼了，最后还是掉了。就是说，这个病因，曾经把他的牙根儿给弄折了，虽然当时没有掉，虽然又长上了，但是它毕竟被伤过，被伤过就会有被伤过的疾病伴随着。像我们现在很多年轻人，冬天穿短裙子露膝盖受凉，觉得没事儿，多少年以后，开始疼了。受凉之后，虽然当时不生病，因为气血的功能还比较健壮，还能抵抗，但是不管怎么着，它是伤着你的气血了，迟早，会表现出病因来。

鲁：我现在一直在琢磨很多事儿。比如，我原来是比较怕热的人，现在可以不开空调睡觉。开始有点热，后来慢慢地就不热了，就没有特别想吹空调的感觉。2001年我到台湾去讲学，当时是夏天，屋里的空调开到18度，盖大棉被睡觉舒服，现在在屋里面，让我再那么睡觉肯定受不了，说明随着年龄增大，阳气确实受伤了，阳气确实没有过去那么强壮了，所以有的致病因素，你可以追溯到很远。你看着不经意的事儿，后来得病了。你再回想你什么时候得的这个病，你再追溯，这个因素是一点一滴，昨天没事儿，今天没事儿，明天没事儿，二十年以后出事儿了。

贾：这种情况中还有一类很常见，比如说以前骨折过，有过外伤，他这个疼痛一到天气变化的时候就开始疼，而且就是伤了的这个地方疼，所以说外伤性致病它给留下了一个根儿，虽然它现在没再伤，但是根儿已经留下了，随着气候的变化，会影响到这个部位气血的运行。如果说平时，气血运行还比较通畅的话，没有完全瘀滞的话，他可能还没症状，但是一旦气候变冷，或者气候出现什么变化，就会影响到局部气血的运行，这会儿临床表现就出来了。所以说有时候我们治这种病的时候，问他什么时候摔过、伤过、被打过，我们还要用理气活血的药物来给他治疗，这个很容易被忽视。很多人认为，这个是以前的伤了，跟现在有啥关系？其实不是没关系，确实是有关的。

十一、鬼神如何致病

鲁：我是在初中的时候，曾经免过半年体育，就是因为心脏有杂音，大概Ⅱ～Ⅲ级吧，当时没做心电图，那时候哪儿有心电图，就让我免体育课。免体育后就天天拿个足球踢来踢去，实际上我也没闲着，反正好玩儿吧，后来到高中，到大学，我一直当了六年体育委员。现在想起来，那时候玩儿体育，到现在我的心脏也没什么事儿，我也没有冠心病心绞痛什么的。我觉得，最关键的是你到这个年龄段，心情一定要平静，千万不能着急生气，着急生气对你身体的整体健康是不利的。

贾：有关病因，鲁老师到最后又提到了调神，实际上调神真的是最重要的。你看《黄帝内经》的编排顺序，《上古天真论》后面是《四气调神大论》，始终强调的是调神，所以说导致疾病的原因，首先也在神。这个神不清楚，神糊里糊涂，那你做事儿就糊里糊涂，然后就糊里糊涂着生病。所以强调要调神。另外还有一个老百姓认为的病因就是鬼神致病，我们中医不这么讲，西医也反对这么讲。

实际上在中医史上是有这种认识的，在中医书里面可以见到，说这是着了什么邪了，这个邪真正是指的鬼神之邪，甚至有些人把非神志异常的疾病也认为是着了鬼神了，对这一类，您怎么评价？

鲁：鬼神之病，我估计肯定有它的诱因。或者是他从小听说的，或者是聊天的时候不经意听到的，然后再加上自己精神的、工作上的紧张，往往会出现这种现象。所以好多人一得病，我就问他几个事儿，我说睡得好觉吗？你做梦吗？你做什么梦？有好多人做恐惧的梦，比如梦见先人。肯定这个先人你以前见过，或者聊过天，或者什么，然后在大脑皮层的活动中，把他联想到一块儿了，所以中医的做梦，包括的好多事情应该都能找到那个根儿。中医过去叫巫医，最早是医巫不分的，那是对医学的认知比较浅薄的时候，随着医学认知的深入，就把鬼神之说给排除掉了，但是，在每个人的不经意当中，或者在经历的过程当中，碰到这些事儿，并不足为怪。

贾：我记得上学的时候老师讲过，在《内经》里是把鬼神撇开来的，是无神论。那么，之所以还有那么多人来谈论鬼神，而且有的时候，似乎讲的还是有道理的。我曾经想过怎么给它一个合理的解释。所谓的鬼和神，实际上就是由于我们对它们的认识不够，我们没认识到这一种病因的存在，是一个客观的，我们不能说出是啥，只能说那个是鬼或者是神导致的病，实际上这些病一定有病因，由于解释不清楚就用鬼神来解释。所谓的鬼神，就是我们没有认识到的另一种客观实在。我觉得这样来理解的话，就不是那种抽象的鬼神了，而是一个具体的你还可以认识到的东西，你研究去吧。比如说我听过一个故事，说某山里有一个山洞，谁去那儿住都会死，结果就有人不信，去那儿住一年后他死了。后来人们发现了，确实是谁去谁死，为什么？那个地方是一个放射性同位素高度聚集的矿藏，到那里住可不就死掉了吗。实际上这是一种客观实在，人们没有认识到，就把它叫鬼神了。所以说古人把这种没认识到的叫做鬼神，我们可以这样来理解，这也是古人的一种理解，一种方便的说法。如果我们用现在的头脑来理解的话，只要古人讲鬼神了，我们就知道那儿还有一种什么病因我们没认识到，我们可以进一步研究它，这样的话对古人的鬼神致病，我们就不再那么讨厌了，反而可以作为一个新发现的线索，来启发我们了。所以我觉得对于古人有些论述，不管他从自己已有的知识的角度正确也好，错误也好，只要能给我们启发就好。

鲁：中医给人治病永远是第一位的，在病因的认知中，你提到鬼神，说到底就是人们还不认识。

贾：对，不认识的就叫鬼神么，只有鬼神是我们看不见的。我看病因这一块儿我们就聊这么多，还有哪些您觉得应该说说？

第十章 发病——疾病产生的原理

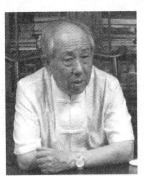
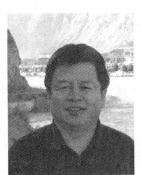

鲁兆麟   贾海忠

一、病因和疾病之间有绝对的对应关系吗

贾：您说病因是怎么引起疾病的？同一个病因为什么有人发病，有人不发病，为什么同一个病因作用于不同人以后发病又各不相同，发病的道理是什么？

鲁：有因才有果，因果关系是必然的。人得病的原因上次讲过，外感六淫、内伤七情、饮食劳倦、虫兽所伤等，而且谁得了什么病，往往不是因为一个病因导致的这个病。比如一个人生气了，可能血压高了，血压高了脑出血了，这是一种可能，如果不生气，凭什么血压高。

二、情绪病的根在哪里

贾：鲁老，您看您还是先从情绪角度来谈吧，我觉得，这个是应该深谈的。现在这个外感性疾病对于大家来讲相对来说是比较容易的，但是现在内伤病反而居首要地位了。从七情角度来讲，一个人为什么人家还没骂他，他就气得不行了，有的人是听完骂了还没事儿。为什么这两类人对同一类事反应不一样，最根本的区别在哪儿，我觉得这个是很重要的问题。

鲁：因为这和每个人的文化修养有关系，所以现在说要发扬中国文化，我非常支持，在"文革"中，中国文化丢失太多了。人们不注意自己心境的平静，再加上社会的发展又快，工作压力又大，很多原因导致了每个人的情绪变化。比如说有的人，又想活得好又想生活得所谓幸福，实际上真幸福假幸福不知道。这个人真正能够为社会努力做些事情而感到满足，不就是非常平静的心态么，但好多人不是这种心态，所以得病的人，在心理这个层面的因素太复杂了，一个人一个样。

贾：关于这个，我觉得您说的确实是事实。人对一个事件的反应取决于他思想深处的动机，如果他是以名利为中心，他必然会很生气，如果他是想着我为社会做贡献，多做点，他就不会那么生气了。我今天上午看一个病人，一个年轻的病人，进来以后就想先看，然后就愁眉苦脸的好像我欠他啥似的，后来我说那你就最后看，因为你这个治疗我只能安排在最后，前面那么多病人我不可能给你插进来。在交谈过程中，我就把他给谈笑了，谈到他不再生气了。我觉得这个人有一个特点，好像他对啥东西都不感兴趣，所以他只能对烦恼感兴趣了，他不想干事儿，他干什么都嫌累，那他只能烦恼了，不可能是什么别的了。他情绪的病是取决于他思想深处的观念、他的理想和现实之间是不是冲突。你看很多的高僧大德，你骂完了，人家没事儿，为啥？人家想，你骂完了，解气了吧，你好就行。你看看，人家会是这样一种心态，你好就行。所以说这就不一样，名利心太重的时候，只要涉及他一点的利益，让他有一点儿不顺心，他立即火儿就起来了。得失心态重的时候，就易悲伤，得到了就高兴，失去了他就悲伤，得少了他都不高兴，等他得多了呢，他又觉得太累，他还是不高兴。所以说我觉得人的修养在发病方面太重要了，可是我们现在的书里面讲这方面讲得太少了。咱们《内经》里面，讲的是"美其食，任其服，乐其俗，高下不相慕，其民故曰朴"，要真是这样一种状态，他怎么能发病呢？这不就"恬淡虚无"了嘛，恬淡虚无就没病了。所以我觉得中医真的把这个看得很透，我们在讲养生的时候也讲了，但是呢，我觉得还没讲到根儿上，怎么就能够"任其服，乐其俗"呢？

鲁：有一天我跟病人朋友聊天的时候，我说了一句话，我说"天下本无事，庸人自扰之"，就是自个儿找的病，现在的医生啊，给病人的病下病名，病人心里就紧张。即使医生给他的诊断是正确的，他还会找张三、李四、王五，非要说我自个儿是什么病。后来我跟他们开玩笑，我说当他们知道病名，加上自己有点知识有点文化，就开始琢磨是什么病了，我说你看琢磨，哪儿都一样，病到最后都是一个结果：死。

贾：对，这就是对"死"看得太重了。

鲁：其实得病的结果有两个，或者好，或者坏，各占50％，但最终就一个字：死。心理压力再一大，琢磨不能吃这个，不能干那个，把自个儿弄得非常非常紧张。

贾：实际上这个归根到底是对"生"的贪恋和对"死"的恐惧，这个也无可厚非，人都是愿意活着不愿意死，但是谁也抗拒不了。既然谁都抗拒不了我们挣扎什么呢？就像掉到河里，河水要往下冲你，你非要往上逆流，你就跟着水往下走不就完了吗，什么时候能靠岸的时候你可能还有救了，你要是非要顶着往上走，非死不行，累死你。所以说，我觉得人们之所以有越挣扎越死亡的情况，就是因为他们的思想观念违背了客观规律。正因为是这样，所以他恐惧。所以病人找医生，他想找一个病名，但是他又怕得到一个病名，为什么呢，增加一个病名，他就增加一点恐惧，最后一看一大片病名，吓死了。很多人都是这样，患者一看化验单上"＋"号很多，如果告诉他这几个"＋"号没啥意义，他就高兴了，我要是讲某个"＋"有什么不好，他立即就蔫儿了。本来不是什么大事，但是因为他没有这方面的知识，便出现无知产生的恐惧，有的是因怕死产生的恐惧，其实恐惧的原因很多。但是我们中医讲了，只要你产生了恐的情绪反应，最终会伤肾，这就是发病了，伤肾以后有伤肾的一系列表现。关于七情致病，在我们中医原来的教材里面，实际上只讲了情绪反应以后的问题，没有讲为什么产生这种情绪反应。

鲁：实际上情绪变化都和气相关，所以《内经》中讲"怒则气上"，没说怒则血上，"思则气结，恐则气下，惊则气乱"都是和气相关的，而现在包括中医自己，都把这个事儿忘了。为什么呢，睡不着觉、做梦，都是说心血不足、血不养神。《内经》中说"喜则伤心"，那是因为"喜则气缓"，气缓了，不是血缓了，所以现在讲天王补心丹的时候，就说天王补心丹是养心血安心神，凭什么只谈它养心血，不谈它调气的一方面呢？我为什么说这个事儿呢，这是咱们理论认识上的一些误区，或者是一些旁支。有因为心血导致的心神不安，但是大部分情况下，七情影响的是气机的内乱。《内经》讲"人以天地之气生，四时之法成"，"天地合气命之曰人"，这些说的都是气。所以中医的思维，应该真正的回归到中医的本源去，要不然，按照现在的思维去研究，肯定有解释不清的问题。

贾：是的。有关情绪致病，它的发病机理是在我们固有观念基础上，加上外来遇到的，无论是人与人之间的问题还是人与自然之间的问题，就产生了情绪反应。各种原因引起的情绪变化，进一步导致了相应脏腑气机功能的紊乱，然后影响到血及其他的各个方面，我觉得这样理解起来，大家心里面就比较清楚了。

鲁：现在中医里面，特别注重活血化瘀药，都不太重视理气药，调气才是中医治疗大法中的关键思维。

三、六淫病的病根在哪里

贾：六淫、饮食、劳逸、虫兽金刃，它们的发病特点和七情致病的发病特点肯定是有差异的。六淫侵袭了人体之后，有的人不发病，有的人生病，而且生病了都还不一样，您把这种情况出现的原因跟我们聊一聊吧。

鲁：中医说的六淫是和人体适应自然环境的变化相关的。每个地区的人都有自己的习俗，这个习俗不是他一个人，而是他的祖祖辈辈，已经形成了这种习俗，这个习俗就可使这些人适应当地的地理环境和气候变化。你看南方人、北方人有不同的生活习惯，就饮食的滋味来讲就有"南甜北咸东辣西酸"的说法，南面比如广州等地就习惯吃甜的，北方就习惯吃咸的，东面习惯吃辣的，比如山东那边喜欢吃葱，西边习惯吃酸的，到甘肃习惯喝醋，从山西到敦煌，都非常喜欢吃醋。这个习惯的养成是和各地的生活环境、气候变化密切相关的，所以东南西北各有自己的地方名菜，这名菜就是当地人喜欢吃的菜，经过加工，就变成名菜了。这些东西实际上都是当地人的生活习俗造成的。我们中医看病的时候，有句话叫"入乡随俗"，一个在北方非常出名的医生一到南方肯定不会开出很合适的方子。

贾：按照他的思路开出来的方子往往效果不好。

鲁：对，因为你根本不知道当地什么生活习惯，没有融入他们，没融入当地的习俗。

贾：鲁老你说起这个来，我想起在 20 年前中医研究院有一个挺有名的老先生，他到俄罗斯去看病，在那儿看了一段时间，他说在那儿看的病效果都不好。因为俄罗斯人的生活习惯、居住环境，跟他在中国遇到的完全不一样，所以这个情况下，看病效果不好。但是为什么那些针灸的出去没问题，因为它不涉及到饮食之类的问题。

四、"水土不服"是怎么回事

鲁：1971 年我到河北遵化巡回医疗，遵化到北京也就 300 多里地，遵化当地的开水我喝完了闹肚子，而当地的人呢，在夏天天热的时候，从井里打出来凉水把米饭洗成凉的，吃下去都没事。

贾：对，我们原来在老家的时候，从井里打上来水把面条洗几遍洗成凉的，就那样吃也没事。鲁老师，我觉得这儿正好引出来一个话题。我们从小听老人讲"水土不服"，而我们学习的时候吧，教材里面没有水土不服的解释，您正好可以给我们讲讲"水土不服"的概念是什么，怎么就"服了"怎么就"不服了"。

鲁：今天我看了一个病人，原来是江苏地区的人，到北方来待了十几年了，他已经习惯吃面食，生活习惯已经逐渐转变成北京人的生活习惯了。

贾：这就是"习服"，即通过长期的学习、长期的在这个环境中锻炼，然后"服"了。他由原来的不服变成了服，如果那个时候在遵化您要是再待上两个月，喝凉水估计也没事了，所以说人有一种随环境而改变的内在调节机制。

鲁：人也是一个生物体，所有生物体都有四个功能：第一自组织，自我组织生物体去代谢；第二叫自调整，自我调整适应当时的内外界环境；第三叫自稳态，就是把自己调整到和环境相互平衡的状态；第四叫自修复，自我修复不适应的状态，来适应自然环境。这四个是所有生物体都有的，包括植物，有些植物生长在南方，如果一点点的北移，最后肯定也能够适应北方的气候。

贾：鲁老，你说起这个我想起前年我去五台山，在山底下，车前草长得特高，那个穗儿也长得挺长，到北台的顶上车前草都长那么一点点，你看不到大的车前草，在高寒的情况下，就长这么小，这是适应的结果，等你把它挪到下面的时候，它可能慢慢也能适应下面的，所以我觉得人为什么会出现"水土不服"，是因为从一个环境到另一个环境适应要有一个过程，有水土不服不可怕，但是你最后必须要水土相服，不服生存不下去。但是现在存在一个问题，一看水土不服赶紧离开这个地方了，离开了再去还不服，所以说这里面我觉得又引出来一个问题，还是有关发病的问题。现在病人感染，不管细菌也好病毒也好，一见发烧，赶紧退烧，这个退烧本身好不好呢？因为随着体温的增高，人体内的邪正斗争是激烈的，我们是这么理解。现代医学也是这样理解，随着温度的增高，机体免疫的能力也是增强的。如果我们要去把温度降下来，实际上等于是压制他的抵抗力。这样的话，暂时的体温正常了，但是整个病程拉长了。我觉得这也是人和细菌相斗争，最后处于一个平衡，这个平衡是以人战胜细菌为结果，如果细菌战胜人体那就完蛋了。这个过程就是人要适应细菌，共同生存，我们体内有很多共生的细菌，叫有益菌，虽然是这么叫，当你体质弱的时候，它就致病了。所以说彼此适应了这就是"习服"了，习惯了、互相服从了、共生了。古人也发明了种痘预防"天花"，老祖宗发明的是"人痘种植"，后来他们才发明了"牛痘技术"，实际上不论是我们模拟的生病还是人真实生病，最后导致的结果都是让人能够对抗这种生病，产生与这种病菌共同生存的能力，把人的能力调动起来，实际上这与从"水土不服"到"水土服"机制是一样的。

五、复合因素是发病的主要机制

鲁：中医所说的病因中，饮食劳倦、虫兽所伤，看起来很简单，外感六淫也不复杂，反正冬天就是冷，夏天就比较热，夏天适应不了可能中暑，冬天适应不了可能受寒，即能适应环境就不病，不能适应环境就生病。但是实际上，在生病过程当中，外感六淫、内伤七情、饮食劳倦裹在一起才导致一个人的疾病。绝对不会多吃一个馒头，明天就犯病。也不会今天喝了一杯凉水，明天就拉稀。

贾：是的，我觉得您刚才提到的这个太重要了，人们在找病因的时候，总是想是某一个，实际上是多个，只是像天平一样，放上这一个后它才往这边翘了。

鲁：可能有一个是诱发原因，比如今天吃的多了，如果没有外界原因刺激你，你可能不发病。今天你饿了，阳气又不足，加上穿的衣服少，又受了寒，几个综合原因在一起，才导致的发病。

贾：所以想找单纯一个病因的是很难搞清的，概括成一句话应该是"分开讲，合着想"，这就能把它用好了。

鲁：应该是综合评价，古人写医案也是综合评价的。他写的字是简单的，实际上里面包含的意思比这要多得多。

六、饮食失宜发病的条件

贾：我觉得饮食致病还要谈一谈，为什么吃饭都能吃出病来，咱们前面讲了原因了：饮食不洁、饮食不节、饮食偏嗜，它怎么就能够让人得了病呢，你说偏嗜吧，他喜欢吃辣的喜欢了一辈子，他也没生病，为什么有的人偏嗜就生病了，有的人偏嗜就不生病呢？我觉得这个问题也是应该思考的。

鲁：饮食习惯，又要归入"习服"了，某些地方的人从小就吃辣椒，到北京来，一大批人改变了，还有一批人，这个习惯保留下来了。北京的辣椒和四川的辣椒、湖南的辣椒不一样，湖南辣椒是朝天椒，那个辣椒最辣。有个人来找我看病，我问他你现在还喜欢吃辣椒吗，他说不喜欢吃了，他适应北京这种饮食习惯了，这是一批人。但是绝对没有人在北京吃辣椒和四川完全一样，因为北京的气候环境和四川的不一样，到四川去可能就想吃辣椒，而且川菜特别多，到北京你都不一定能找到一个真正的川菜馆。

贾：您刚才谈到这儿我又想到一个问题，我们人在不同的阶段，因为生活在不同的地区，生活习惯可能不一样，你跟父母在一起的时候是一个习惯，离开父母又是一个习惯，在老家的时候一个习惯，换了一个地方又是另一个习惯。经常有这样的一个情况：我们已经习惯了外面了，但是我们回去以后，当地的饮食也能适应，就好像我们的胃肠道对它有记忆。所以我想，怎样把这样一个机制运用到临床当中，我也曾在微博上发过，有人挺支持的。当一个人体质虚弱的时候，用什么办法来补好呢？"小时候吃啥，你现在吃啥"，这是胃肠道最早的记忆，这样来吃身体就恢复得快，确实是有这么一个现象。用发病的理论来指导临床的时候，确实是能想出一些招儿来，因为我们做任何事，都需要理论的指导，这个理论就是发病的理论，可以指导我们来选取一些治疗措施。

鲁：有一次在北京中医药大学有一个记者采访我，那个记者大概26岁，我问他你有什么事，他说我们宣传部叫我来采访采访您关于中药的毒副作用，我跟他说了句很随意的话，我说吃饭都有副作用，不要认为食物都是对人体有益的。随便举个例子，你吃饱了，我再给你一个馒头，这个馒头吃进去是正作用还是副作用？假如你上火了，接连三天，我天天请你吃水煮鱼，你看你上火能好吗？

贾：您刚才说的又给我一个启发，其实毒副作用还真得分开讲，没有毒但是可能会有副作用，而毒也是因人而异的，尤其在动物之间更是这样。像竹叶，熊猫吃挺好的，我们吃就不行。竹叶有毒吗？没毒。能不能有副作用？能。所以说，离开了药和人的相互关系去谈它的毒副作用，是一点意义都没有的。

鲁：是的，所以那天记者问我的时候，我说吃饭都有副作用，后来他总是找我探讨一些问题。

七、劳逸如何导致疾病

贾：鲁老师，我觉得关于劳逸发病需要再谈一谈。现在人们都在强调"生命在于运动"，有的人说"生命在于静止"，谁都有理由，都能找出依据来。那么具体到个人，应该怎么做？人是怎么发病的？

鲁：我就说四个字"适度运动"，比如说我70岁了，我不可能跟年轻人一样天天跑步，你现在40多岁，你如果想跑的话，你能跟年轻人一块儿跑吗？什么是适度呢？就是你运动完以后，出了汗浑身轻松了，第二天还能恢复体力，这个就是度，至于活动量一个人一个样。

贾：对，所以说这个度是一定的，但活动量还是因人而异的。

八、"从化理论"的依据

贾：发病的时候尤其是外感病，都是受寒了，有的人表现出热象，有的人表现出的是寒象，为什么同一种病因表现出两种状态，它的发病机理是什么？

鲁：同样是受寒了，得病的时候，有的人发高烧、嗓子疼，有人就流清鼻涕，其原因之一就是跟本身阴虚阳虚的体质有关。中医有一个理论，叫“从化理论”，即从阳化热、从阴化寒。比如说受寒了，寒气侵入人体，从阳而变热，这风寒就入里化热了，在中医里头过去就叫做“从化理论”。

贾：这是用从化理论来解释，实际上从化应该是指外来的一个性质的邪气，和一个不同体质的人相结合产生不同的结果。就像一滴水滴到火上就变成了汽，滴到低温物体上面就变成冰，都是一滴水，之所以一个是汽一个是冰，是因为它从热化汽、从寒化冰了，人体的疾病也是这样。

鲁：中医的从化理论，过去是陈修园提出来的，可以查一查。

九、虫兽金刃致病

贾：还有一个要谈的就是虫兽金刃。它是怎么发病的，它的发病和六淫之邪有什么差异。

鲁：虫兽是生物体，有的生物体有毒性，有的生物体没有毒性。没毒的蛇伤了人，顶多是咬一口，有毒的蛇伤人，有的是会致命的。金刃所伤是物理性的，而虫兽所伤，里面有物理因素，还有生物因素。比如蚊子，它叮咬人本身是一个非常小的损伤，但你得的可能是个大病。

贾：实际上它还是和生物学因素掺和在一起的，而不是一个单纯的物理性损伤。有的人被咬了没事，有的人起个红包，有的人还会得病，其实这里面仍然存在着前面提到的体质不同导致的从化反应。

十、病因和发病密不可分

鲁：病因学说看起来很简单、很清楚，实际上这里面掺杂了很多因素。中医的病因学说是根据你的病证来推断原因，而推断的过程当中，是和你的情绪因素等情况综合在一起考虑的。推断的目标是站在这个角度去给你治病，治病的过程当中，再根据治疗效果进一步推断。从多个角度进行复杂思考才是我们中医病因学说的精髓。

贾：我们中医的病因和发病是分不开的。概括成一句话，就是病因加体质，产生不同的疾病。

第十一章　诊断——发现与确定疾病

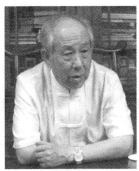
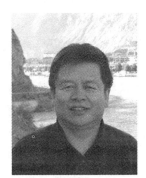

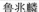
鲁兆麟　　　　　　　　贾海忠

一、诊法是中医诊病的关键

贾：鲁老，今天咱们就开始聊中医诊断这块儿。现在咱们的医学体系是中医西医并存的一个体系。在医院中医病历的诊断都要中医西医双重诊断，但是中医诊断和西医诊断有明显的不同。西医在讲诊断学的时候讲"视触叩听"和实验室检查，那么为什么中医通过望闻问切就能诊断疾病的原理呢？大家应该是比较愿意了解的。

鲁：中医最早没有专门诊断课，"文革"前对诊断不重视，"文革"以后中医诊断学发展起来了，发展到现在书越来越厚。其实这书越来越厚，并不是什么好事，一个学生要把一本书都背下来是不可能的，而且当中有很多错误。举个例子，切脉的时候，咱们都知道，叫诊脉独取寸口，那张仲景时候诊脉还有另外一种"三部九候"法，即人迎、趺阳、寸口，人迎是在颈动脉，趺阳是在足背处，寸口脉是现在号脉的寸口脉。古代是这种认知，后来到了《难经》才有了诊脉独取寸口的说法，所以说号脉的方法有两种。可是现在临床上，号脉的时间都很短，为什么呢？因为现在病人非常多，往往半天时间 4 个小时，6 分钟看一个病人。但是从《伤寒论》角度来说，人迎、趺阳不满 50 次脉搏这是错误的。一个手的脉一分钟，两个手两分钟，再看看舌苔，再写出病例，再开出方子来，得几分钟了？如果把望闻问切，闻声音、气味，问起病、发病过程、治疗过程，然后再是号脉，这四个方面都凑在一块儿，5 分钟够吗？不够！但是为了完成任务，大夫忙得要死，有时候中午饭还吃不上。所以中医现在的诊断方法，按照书上写的，你根本完不成，完不成就不能处方、不能开药、不能做什么其他的治疗。

诊法是中医的核心，因为诊法是判断疾病的原始原因、现在的表现，结合在一块儿综合考虑，而我们现在时间又限定必须在 5 分钟左右完成，所以病人看病等候的时间非常长，看病时间非常短，看病短了以后呢，大夫可能考虑就不全面，这样的话，一诊没有多大疗效，得用三四次看病，才能慢慢了解你这个病情，还得是大夫的脑子比较好使，对你这个病慢慢地认识了。因为这样，病人越积累越多，本来应该一次看好的病，你最起码得看三次四次。现在门诊量为什么这么大，说明你没有认真去劳动，没有认真去看这个病，导致治病的效果不好，他就还得找你。

二、四诊原理的灵活应用

贾：我们中医讲"有诸内，必形诸外"，这就是说，内在变化有外在的表现，我们通过外在的表现可以把握内在的变化，这是我们诊断学的基本依据、基本原则。现在临床上确实是有一部分大夫看病很快而且效果还不错，还有的很慢但是也看不好，我觉得这里面就涉及中医传承中真正的精华东西，怎么样在短时间内迅速把握病情，我觉得这一点很重要。您看咱们中医的辨证方法，先说四诊，四诊这一块儿，如果说我们按照程序来了，我先望诊，然后是问诊，然后闻诊，然后切诊，如果一定要按照这个顺序来的话，那肯定就慢了。看病快也是逼出来的，往往是病人一进来的时候，望诊已经完成了，在问诊说话的时候，闻诊也完成了，所以说望诊和闻诊可以在问诊和切诊的过程中就把它完成了。问诊这一块儿我觉得应该比较好学，但是内容最多，说好学也不好学。因为有的病人一来，病人说我哪儿哪儿难受，这就涉及我们在问诊的时候需要的一些技巧。这个技巧从哪儿来，这里面需要大量的经验做基础，这还真不是背书能背来的。我觉得看病的效果好坏不完全取决于时间，但是必要的时间是必需的。你不能一进来连望闻问切都没有，开个方子就走人，咱们很多老百姓伸个胳膊，他也不说话，然后就考你，实际上真的有大夫你不说，我也不问，开个方子确实也有效。有的医生不会摸脉，通过望问闻开出来的方子也有效。这里我有个理解不知道对不对，其实任何一个临床表现都是疾病内在的同一个变化的不同表现形式，就是它的视觉表现，听觉表现，病人的自觉感受通过问诊了解，还有切诊。实际上任何一诊，它反映的内容都是相同的，都是一个共同的内在的东西。

鲁：实际上望闻问切都是对这个人的整体的一个掌握。

贾：不论通过哪个，最后他的根源都是相同的。这样的话，我们就能够理解为什么有的人能够单凭切诊就能够开方子，而且效果不错，有的人呢单从问诊也还不错，有的就从望诊。咱们中医不是讲"望而知之谓之神"吗？这是最高境界，人家一看就行了，也不用摸脉，你也不用说了，大体就知道了，但是这个功夫，真的要有师父传，如果你没有很多经验的时候，就得要有师父传，才能进步得快，现在很多都是自己去摸索，摸索很久总结出一些规律来。以前我对于看病特别快的这种现象也很不赞成，现在我也被逼得必须在极短的时间内就得给他辨出证开出方子来，还必须保证有效。这个真的是逼出来的功夫。所有咱们说的这些望闻问切，反映的都是同一个内在的机理，我们可以通过任何一个来看病，来把握疾病，我觉得这是可以的，但是必要的时间是要有的，像您刚才提到的切脉，你不切到一定时候，很多的信息你根本捕捉不到。我们在临床上发现一些问题，比如说，心率会随着情绪的变化而变化，如果你指搭几秒钟的脉，那你只能捕捉到一个瞬间的，就捕捉不到一分钟之内一会儿快一会儿慢这种脉，所以说这个时间是必须要保证的。如果不保证时间的话，一摸就什么都知道了这不可能。

三、四诊注意事项

贾：不管是哪一诊，都要谈一些注意事项，望诊时候我们需要先看光线怎么样，强调要自然光，像咱们现在在屋里面，有的时候都没窗户，全都靠灯光，黄光的照射下人的气色都挺好，要是用白炽灯，一吐出来舌头都发紫，紫色、蓝色的窗帘一拉上舌头也全是紫的。所以说，无论是四诊里面的哪一诊，他都有一个条件的限制。望诊我们强调的是自然光，闻诊肯定是要安静，问诊时病人有的自己不会叙述，在这种情况下，医生就要去引导他，有时候要打断他，否则他给你说起来太多了，没有头绪，甚至还给讲到家里面的故事去了，这个就肯定是不行的。所以说望闻问切这里面的技巧，也是大家比较关心的一方面。您看技术传承这一块，四诊的原理大家都知道了，但是四诊的技巧，我想可以展开再聊一聊，您就先谈谈望诊的技巧吧。

鲁：这望诊啊，人一进来你在很自然的光线下去看他，看完了以后第一印象的印象分非常高。我经常看病的时候，一进屋我就先看他一眼。这一眼看什么呢？第一看他精神好不好，第二看他面部的颜色、气色好不好，当然没仔细看，坐在诊室以后，看病时候，你再细心打量他一下。如果看病时候凝望患者，说老实话，那样病人也感觉不自在，所以你就需要自自然然地看他。然后，望舌苔，望舌苔的时候，不能让他老伸舌头，在带学生实习的时候，假设你有7个学生，每人看一眼，看到最后舌尖都红了，一开始舌头一伸，你一眼望去，舌尖红不红，舌苔厚不厚，舌苔白不白，等等这些个能看得清楚，如果看的人太多，时间太长，那么最后舌尖肯定是红的，因为它充血了。望舌苔的时候，要注意几个特点，比如在临床上，舌红没苔，这是什么病？大家都知道，书上说的是阴虚，不一定的。有时候吃酸梅糖的人，吃完糖，舌苔也是红的。本身胃酸多的病人也可能舌红无苔，不一定都是阴虚。还比如，病人等了俩小时了，进门你就看舌苔，我的主张是一进门先问问他症状，他说说话以后你再看他舌苔。要不然病人坐了俩小时了，不认识谁，不说话，一进来你就让他伸舌，舌头是有齿痕的，这就不是气虚，你要跟他说会儿话让他舌头活动活动，牙龈就不压迫它了，你五分钟之内还能跟他说上十几句话的，说上一会儿话之后，再看他的舌象，如果还有齿痕说明真是气不足了。所以不一定所有有齿痕的人都是气虚。

在四诊当中，你见到的症状表现，是不是他身体状况的真实反映，也需要打个问号。我有时候跟病人聊天会问"睡觉怎么样？"，病人说"还行"，不继续往下问了。为什么不继续往下问了？睡觉做梦吗？大部分人睡觉都做梦，那么多梦就是心神不安、心不藏神、肝不藏魂，但是这些症状是不是真的有意义呢？再就是问小便黄不黄，一般认为小便黄的可能是有火，小便清的就没火了，如果半天不喝水，任何人小便都是黄的，一边喝水一边上厕所，小便自然是清的，所以问小便黄吗、小便清吗这些意义也不大。说老实话这样问叫"诱供"。你要问他小便黄不黄，只有黄与不黄两个选择，你要是问他小便怎么样，他还可以说还行，有时候黄，有时候不黄，都没什么大事。好多症状的问诊不能用这种问法。又比如，一个人胸闷太息，要长出气，很多人就把胸闷太息和气短弄混淆了，你问病人胸闷太息，他不懂，你说你气短不气短，他又说气短。你再问一句，长出气是不是舒服，如果长出气长吸气舒服的时候，说明是胸闷太息。因为气短要补气，胸闷太息要理气，该补气给理气了，你不是越治越坏么。所以中医好多症状出现的时候，应该遵循两个原则，一个是病人不懂的症状要给他解释清，或者用些具体的例子，比如说我问胃酸多不多时，经常问的是"你吃饭怎么样？烧心么？"烧心病人都理解，烧心的病人百分之八十胃酸都偏多，这个时候你就知道应该怎么治疗了。所以问病人时，每个症状得用老百姓明白的话去问，用老百姓的语言，你还要明白老百姓的语言，用这些普普通通的语言与病人交流，否则很有可能收集到一些假的症状。

号脉的时候有一点要注意，不要号脉的时候瞪着病人看，病人一瞧你俩眼睛瞪着他，或者俩眼睛就瞪着脉象，病人就紧张。过去说中医诊法当以平旦，就是刚睡醒还没出被窝的时候号脉，现在可能吗？都在医院看病，而且病人好不容易轮到他了，如果病人心情紧张，他的脉象肯定和不紧张的时候不一样。所以号脉的时候要在有意无意之中去搭脉，让病人心情放松，而且病人从诊室外进到诊室里，有的是急急忙忙进来，有的是四平八稳进来的，等病人喘口气，平下心来，你再给他号脉。我看病的时候，我第一句话先问他，哪儿不舒服啊，你跟他慢慢聊天，聊天的过程中随手给他搭上脉，这样病人不紧张。你要是瞪着俩眼睛看，他一紧张心跳就快了，迟数就不一样了。不论是号脉还是问诊，都要注意，收集真实的状况。

贾：是的，必须是真实的。

鲁：如果病人头晕，西医诊断需要做很多检查，而中医一般问他是早晨晕还是晚上晕，怎么个晕法儿？视物是否旋转？晕得厉害了有没有恶心等等，由这些就可以知道他症状的轻重、真假。

贾：四诊这一块儿，鲁老师刚刚就临床方面谈了很多，我也有一些体会，比如望诊，刚才您已经谈了望神、望色、体型、姿势，神、色、形、态都是我们望诊的内容。比如说一个人，一进门捂着个肚子，这个肯定是肚子那儿不舒服，要不然他不会捂着进来；还有的人，进来坐下，半个屁股坐在那儿，半个屁股不坐，那是肛门或者屁股那儿有问题。所以，通过望诊我们就可以大体上判断出病位在哪儿。再一个，望诊望神色的时候，强调使用自然光。望神，怎么来把握神呢，你看他的动作、眼神、气色，如果说动作、眼神都很协调，这就有神了，如果一进来眼直直的，面目无表情，这就是神伤。在病房望神的话，一看病人萎靡不振，那也就是神伤的表现，这都是望神的时候要注意的。另外还有一些人，他们的形态异常，一进来你看他们非常兴奋、高兴，是一种高亢的状态，这对你辨证也是很有用的。原来在我们门诊有一个从外地过来看病的病人，往那儿一坐抬不起头来，然后再一看他的面色红润，看上去也比较有光泽。这是有神的面色，怎么会表现出这样一种无神的状态？显然，他是精神上的问题，还不是真正的无神，是一种对疾病的恐惧。当我们给他解释完以后，他马上头就抬起来了，精神了。所以说，对于无神、有神的观察，还要强调望诊里面的合参，眼神、姿态、协调性、气色，合起来一望，大概知道他是真正有神无神，这是望诊我想补充的一点。还有问诊，这方面我跟的不同老师都有各自不同的特点，比如有的老师，病人一进来就问，你最近哪儿不舒服啊？他问最近，为什么？因为太忙的时候不可能让病人从几十年前开始说，说你最近怎么不舒服，这个就问得很好，然后你可以再往前追问，这样的话就防止病人从小时候开始说。所以说问诊第一句话，真的是很重要。还有些人问着问着就不会问了，不知道问啥，这是一个经验的问题，这个没办法，这是要多看病才能补充积累的。问到你不知道再问啥了，病人也没啥说了，这会儿怎么结尾，这个也很重要。您刚才提到问"有梦没梦"，一般人都做过梦，如果这么问的话，问一个有一个，都是有点儿，最后你没法儿辨证了，不知道他的主要问题是啥了，会影响你的思路，所以说不能用这种提示性的问法。比如说我们问诊经常问到的，一个是睡觉问题，不要问他有梦没梦、睡觉时间长还是短，不能这么问，为什么？因为有的人，他睡10个小时他觉得还不够，有的人睡6个小时他觉得足够了，所以说不能够用时间长短，还得用他的感受来问。问睡眠的时候，问"你睡觉怎么样"，这句话最不容易出现误导，如果他说很好，那么就不用管他了，哪怕他睡6个小时，对于他来说足够了，不能把人家当作失眠，当人家说不好的时候，这时候要进一步去问，是"入睡困难"还是"容易醒"，还是"早醒"，因为病人有时候不会表达，你要给他一个选择，不能问他"你入睡困难吗"，因为有的人躺在那里5分钟可以入睡，有的人需要半小时，有的人需要一个小时，多长时间算是入睡困难？这个没有标准，还是要根据他自我感受，他要是觉得躺半个小时才睡着没啥事，你就不用管他。再一个问是否容易醒，也不能问他"容易醒吗"，可以问"你一夜醒几次"，通过他一夜醒几次来把握他是不是容易醒。关于有无早醒，可以问"你几点钟睡，几点钟醒"，他醒和睡之间的时间有多长，如果说他是晚上七点钟睡，他三点钟就醒了，这个不是早醒，因为他睡够了，该醒了。所以说，我们在判断他是早醒、易醒还是入睡困难的时候，这种问话的技巧很重要，有的时候需要量化，有的时候要给病人选择，但是不能诱导，我觉得这是一个基本的原则。

鲁：诱导永远是错误的。

贾：对，刚从学校毕业的年轻大夫很容易犯这种错误，问得很详细，最后弄得自己也不知道该从哪儿下手处理了。这是有关睡眠。还有关于吃饭，经常有人说"我不想吃饭"，遇到这种情况该怎么问？这时应首先问他"你有没有想吃的东西"，如果吃不喜欢吃的那肯定是不想吃。再问他"你每顿吃多少"。有的人很胖，他吃完了到下顿还不饿，说"我连饿的感觉都没有"，其实是他吃多了，不能把他当不思饮食来处理；有的人说"我吃得挺多的"，一看挺瘦，脾胃虚弱，他说他吃得挺多，你得问清楚他吃的量，这时候才知道他真正是吃得多还是不多。问诊问的都是一些主观感受，我们问主观感受的时候，一定要和他的客观情况结合起来做判断，是真正的"不思饮食"、"饮食减少"还是其他，所以说问诊技巧很重要。这是饮食方面。还有寒热的问题，十问歌中有"一问寒热"，寒热的技巧怎么问？病人来了，穿的特别厚，这个不用问了，一看就知道是寒，你问他的话，他可能还没感觉到冷，为什么？因为他习惯穿厚的了。还有一种怕热怕冷，你一看他穿的跟别人一样多，但他的表现和别人又不一样。客观表现和主观感受出现了矛盾，像这种情况，我一般是这么诊断的，属于感知和躯体之间出现了严重的失调，即中间的信息不能够正常的沟通，我一般都是从气滞血瘀的角度来考虑的。因为他出现矛盾了，应该感觉到冷的没有感觉到冷，应该感觉到热的不感觉到热，或者是应该感觉到热的他反而感觉到冷，或者是他身上既冷又热，这种情况，从辨证来讲，我们应该从哪个方向辨呢？所以说问诊中有关寒热，包括伴随症状有汗无汗，还要和饮食结合起来。我们大家都有一个体会：吃的少的时候就怕冷，吃的多了就怕热，要是喝完酒吃完辣椒就热。所以说你还得问他，来的时候吃了什么东西？你怕热，你平时什么饮食习惯，跟饮食之间有没有相关性，这些都要问到。所以说我们不仅仅是问有没有，而且要问他和其他表现之间的时间关系是否相关。还有出汗，这两天天儿热了，有的病人来了说出汗多，天儿热了出汗多很正常，那么，这时候就要问，你出汗多，出完汗难受吗？如果说他出完汗不难受，那就看看别人出不出汗，如果别人都在出，跟你一样，那就不要把他当成汗多，写上汗多、自汗，那你可没法儿治了。所以说问诊里的技巧太多了。还有口渴，这个口渴，有口渴多饮、口渴不欲饮，还有但欲漱水不欲咽，还有的病人是口渴还干，叫口干渴。还有的人口不干，一吐出来舌头，口水都往外流，但是他还觉得渴，这也是一类表现，这个和我们将来要谈到的辩证辨证之间都是有关系的，所以说我们在问的时候要细致。至于二便这一块儿，鲁老师您刚刚提到的真的很好，就这个尿黄的问题，实际上你不要问他尿黄不黄，他跟饮水的多少，跟你喝的东西吃的东西都是相关的，如果你问他黄不黄，有时候一想，是黄，但是喝水多了又不黄了，那你到底是说黄还是不黄，病人也不知道怎么表达。如果说他小便经常是黄的，那么我们问的时候问他"小便怎么样"，"怎么样"里面涵盖几个意思，如果他不会描述的话，你要问他量多少、次数多少，然后是什么颜色，绝对不能问黄不黄，而是什么颜色。还有排尿顺畅不顺畅，你把这几个问题一问，基本上小便的状况你就都掌握了，是不是尿频、排尿不畅等等问题你就了如指掌了。对于我们老做临床的天天这么弄已经成习惯了，一个医生问诊的水平，真的是要有大量经验的积累才能提高，不是听听课或者看看书就行的。

四、中医诊断面临的困难有哪些

鲁：中医诊断最怕什么事儿呢，第一怕症状特别少，问哪儿不好，鼻子痒痒，其他没事儿了；第二最怕的，问哪儿哪儿难受。中医辨证，最难受的地方是最主要的，很多老先生都认为抓主症是最重要的。如果临床上看到一个从头到脚哪儿都不舒服的人，真的很难分辨，那只能从舌苔脉象，结合他的发病史才能分辨。所以中医诊断里说抓主症，说所有的地方都不舒服，没关系，你现在最不舒服的是哪儿，当前的主症是什么，把它解决了，其他问题可能就同时解决很多。

贾：鲁老，我这么理解您刚才提到的问题，当一个病人临床表现非常复杂非常多的时候，尤其是他的主观感觉非常多的时候，以客观的为主来下手，这样可能更好一些。因为主观症状的影响因素太多，客观表现这些东西相对来说比较稳定，主观症状的变动性比较大。问诊真的是有很多技巧，比如说来了一个病人，就某一个地方有症状，其他就没了，其实有几种情况，一种是真的没了，还有一种是病人想你给我解决这个问题就行了，其他的你不用管。那么这个时候你就要告诉他，你想让我帮你解决的问题跟其他小问题从整体角度上来说，是一致的，它们都是相关联的，你把其他的，有什么都告诉我，这样他就把其他的给说出来了。这个不是诱导，只是告诉他中医的整体观念，我们要把所有信息搜集上来才能做整体分析，才能落实整体观念，所以说有的时候我们要尽量多地采集信息。但是，刚才鲁老师提到，有的时候信息太多了，多的时候你要善于抓住主症抓住关键，以客观表现为主，这个是四诊里面应该注意的。另外像闻诊，主要是鼻子和耳，鼻子闻主要是闻气味，这个气味一个是环境的气味，一个是病人出气和体味。环境气味有的时候真的很重要，比如你出诊或者到病房去看，一到那儿闻到屋里有血腥味儿，不用讲，肯定是有出血；或者是你一进屋，尿臊味儿，你就要想了这个病人可能是肾的问题，或者是这个人卫生搞得不好，有尿盆儿没端出去，都有可能，就是说闻诊的过程实际上不用特意去做。还有病人往那儿一坐，出气都是臭的，这时候你也不用问口臭不口臭，他感觉不到的，因为自己的味道自己感觉不到，他已经耐受了，这种闻诊的信息就要给记录下来作为辨证依据了。另外，闻诊的耳朵听，听声音，不仅仅是声音的大小，还在听他语言的表达，不用看他表达水平有多高，而是看他的思维和他的表达是不是一致，如果他语无伦次，这是一个神乱的表现。有的人声音洪亮，声音洪亮的人很少有虚证，如果病人有气无力的，你要分辨是真的有气无力还是假的有气无力，这个时候也有一些试探的办法，一个是让他着点急生点气，他马上声音就上来了，那么这个就是假的有气无力，真的有气无力你怎么跟他谈，他都是有气无力的。尤其是病人说他气短的时候，你一看呼吸挺均匀的，一会儿来一个长出气，或者是听到太息的声音，这根本不是气虚。为什么这一类人表现出气虚乏力呢？他是精神的问题，不是气力的问题。这些东西，在切诊的过程中，就都掌握了。

鲁：号脉的时候，一边聊天一边闻声音，包括他的声音的洪亮与否，包括他有没有胸闷太息等等这些症状，在不经意当中，你要注意就都能掌握到。

五、西药对临床症状的干扰不能忽视

贾：另外还有一个问题，咱以前中医里面没有。因为我一直在搞中西结合，后来发现，我们问诊中必须增加一部分内容，就是药物导致的症状。为什么必须得重视呢？比如一个患者经过了西医的治疗，来了之后说口干的不行，口干舌燥肚子胀。西医治疗之前是肚子疼，打了阿托品，或者吃了颠茄，这时候他就是会出现口干舌燥肚子胀的症状。这种情况我们就不能够按照原来的思路来给他治疗，所以问诊的时候要问，他吃了什么西药没有。像心血管这一块儿，更是这样，如果病人说他血压高，来了以后摸脉，脉细弱无力，那你就要问他，现在吃的什么西药，他如果吃了β受体阻滞剂，心率就是减慢，脉搏就是减弱的，这时候脉象就不能作为我们辨证的依据了，这种情况就要提醒病人，下次来的时候先不要吃药，我看完了你再吃，这时候才能是一个真实的表现。还有比如说他吃了降压药，出现腿肿、心跳快，一进来看到其面红目赤，很多用硝苯地平的都是这种表现，那也不能辨证了，先停药，看看是不是药的事，因为这个药一吃完血压一降下来，他的脉率特别快，这种情况下给人辨为热证是不对的。还有硝酸酯类的药如硝酸甘油，扩张血管、治疗心绞痛，用完了之后脉洪大，这时候不能根据脉象来辨证。所以我们现在临床的中医，在四诊采集的时候，最后要加上现在在吃的是什么西药，而且要熟悉常见的影响病人表现的是哪些药，有些药影响不大，有些药影响很大。

六、回光返照如何识别

贾：另外还有一个问题，请鲁老师您再给我们谈一谈，中医讲切诊，最早是趺阳、寸口、人迎都要摸，现在就只剩摸寸口了，之所以变成了这样，他的原因是什么，对我们现在临床，有什么影响？

鲁：最早在《内经》的时候，叫三部诊法，到《难经》的时候，才有了"独取寸口"。为什么现在都用"诊脉独取寸口"这个方法呢？因为比较方便，把手搁着号脉就可以了。实际上真正病重的时候，人迎、趺阳都要摸，所以张仲景有时提到趺阳脉。为什么都要摸呢，就是对你的气血整体的把握。诊脉独取寸口的时候，寸口脉弱了，病到危重的时候，通过摸另外两部脉，有时候可以判断病人能活几天，预后如何。

中医在临床上讲的"回光返照""残灯复明"我们需要注意，如果病人病得很重了，突然第二天非常好，这时候就需要注意这一点，这个时候就要摸脉，摸脉的时候不但要浮取还要沉取。就像蜡烛的灯光燃烧到最后，都表现在外面了，实际上过不了多久就要灭了。这种脉象不是凭空的一种说辞，是我们都要注意的。

贾：鲁老师您谈到这儿，我也正好想补充两句。鲁老师说的这种现象，在心血管科很多见。我们也收过一部分感染性疾病，发现一个问题，这个病人各方面都挺好，但是一摸他的脉是洪数的。这种病人往往预后极差，他的心血管的疾病很严重，叫宗气外泄。还有一种就是回光返照类的，原先哪儿都痛，突然不痛苦了，这个要高度警惕，人很快就完了。我以前专门研究过这个问题，实际上人们在痛苦的时候，体内会产生大量的镇痛的物质，当你病得很严重的时候，由于产生了足够的这类物质，反而不觉得痛苦了，这是一种情况。还有一种他真的非常痛苦，体内也没有产生这种物质，但是这种痛苦已经不能够正常地反应到脑中，这都是危重的表现。所以说这是回光返照。因为这时候，他没有痛苦了，所以原来不想吃东西，现在又想吃了，好像是胃气恢复了，其实不是。这种情况还有个征象，肚子是胀的，但是他要吃，吃还吃不了多少，比他原来稍微多一些。

鲁：我曾经看过一个病人，这个病人原来在医院住院，有肺气肿，出院的时候我去看了一眼。这个病人原来喘得厉害，不能平躺，出院以后能平躺了，但是我摸他的脉，脉很细微，是元气大伤，是失神的表现，预后不好。

七、"脉症从舍" 的荒谬

贾：我们中医为什么一直强调四诊合参，因为产生的不同表现都是因为一个原理，就像我们做心电图，不管它的图形多么不一样，都是心脏活动从不同角度观察到的信息，内在本质是一样的。之所以要四诊合参，就是因为某些干扰使有些现象在某一环节没有表现出来。另外还有一点，咱们中医诊断在讲完望闻问切之后，还要讲辨别真假，即寒热真假、虚实真假，其实我非常反对这种提法，凭什么把一个症状认为是假象，凭什么把另一个当成真相。我们常说舍脉从症和舍症从脉，但是一直没有人说，什么时候可以舍什么，只讲过舍的事儿，没讲过舍的标准，这样的话就太灵活了，大家没法儿掌握。为什么我不同意这个呢？实际上不管什么表现，一致还是不一致，只要它是疾病的表现，统统是真相，只是因为我们按照习惯的思维不能够认同它是真的，其实这正好反映了疾病的复杂性，所以我不太赞成"脉症取舍"的提法，除非你明确知道某一个脉是假的。比如说，在临床上来了个年轻病人，一摸右手没脉，左手弦滑有力，再一问他做过冠脉造影，是从桡动脉插管的，做完了之后桡动脉就摸不到了，或者是弱了，这个也是真相，但我们知道出现这种真相的原因是因为他做过手术，这种情况下可以舍了右手的脉，以左手的脉为依据。还有一种情况，没做过什么手术，但两侧的脉确实不一样，一侧无脉或脉弱，一侧是滑脉。按照我们中医原来的认识，会按照寸关尺定位理论认为某个脏腑病变有多么严重，其实也不是，脉弱的一侧是因为这根血管从高处就阻塞了或者有畸形，所以他这个脉是摸不着的，如果该侧肢体功能不受影响的话，你就要想别的问题了，这仍然是一个真相的表露。

鲁：中医脉象里面还有斜飞脉、反关脉，这些都是脉道的畸形。

贾：所以说我觉得所有这些表现出来的脉象我们先不要认定是假象，都是真相。

鲁："至虚有盛候，大实有羸状"这是古人的一个说法，有盛候的时候，必然有他虚假的一面，不能就看到实证的这面了，没看到虚证的一面。

贾：人们就容易在这上面犯错误，如果是有经验的医生，他判断说这个实是因虚而产生的，如果是一个没经验的医生，他看见这个虚可能会判断是因实而产生的。同样的病，两个判断，这样的结果可是大不一样的，所以说在这种情况下脉症不能够随便取舍。要把它全面的分析完了之后，再往前追一步就知道哪个先出现的，哪个后出现的，先出现的可能是因，后出现的可能是果。

鲁："至虚有盛候，大实有羸状"，"大实有羸状"里头必然有实证表现的方面。

贾：对，而且"实"应该在前，"虚"应该在后。

鲁："大实有羸状"的时候，不能因为所有表现都是很虚弱的，就认为他很虚，他必然有一个实的原因，要追问实的原因，找到这个根据，才能做这个判断。至于"至虚有盛候"，盛候的时候，必然也有虚证的表现。

贾：例如严重脾胃虚弱的人，肚子会胀得很厉害，这个在临床很常见，但是我们不能说肚子胀这种"实"的盛候是假的，关键是我们分析的能力。

鲁：分析和诊断，关键在怎么"断"。

贾：我刚才一直在强调"依据"，从他现在这个时间段里表现出来的症状不知道真假，看时间顺序就知道了，"大实有羸状"一定是先实后虚，"至虚有盛候"一定是先虚后盛的，只要根据这个判断，就不会弄错了。

八、中医的双重诊断

贾：鲁老师，上次我们已经把中医诊断方法中的四诊聊过了，前面讲的所有东西，都是为了确定它是一个什么性质的病。现在通行的中医诊断方式一般分为两个部分，一个叫做病名诊断，比如痢疾、感冒、咳嗽，但是这个诊断还不够，还没有办法用药，所以后面还有一个辨证。在这样通行的诊断结论里面，辨证实际上是关键。这个病名是根据什么起的呢？有什么规则？西医在讲一个病的时候，讲这是高血压，这是冠心病，它有一系列的支持，咱们中医在定病名的时候，和西医有什么不同？

鲁：中医起名的时候，是以病人突出的不舒服起的病名，比如说这个人咳嗽，咳嗽就是一个症状，在中医中就是一个疾病的名字，西医则不然。举个例子，这个人一开始是肝不好、转氨酶高，他的主要症状是胁痛，后来胁胀了，再后来可能整个肚子都胀了，这三个过程在西医来讲，它的标准就是肝脏器官的变化，西医的病名很多是依据病理来诊断的。

贾：这个在咱们中医很常见，比如咳嗽、头痛，这代表的是一类，以患者的临床表现来定的。咱们书中还有一类病，比如说痢疾，它不是一个症状，是一个症状群，还比如说感冒，也是一个症状群。也就是说，我们中医的病名，除了刚刚提到的仅仅代表一个症状的，比如说胁痛、腰痛、失眠，还有一部分是按照一个群的特点来命名的，这一群很有规律的一起出现，就又有一个名称，这个也叫病名。还有一些病名，咱们教材里面经常叫什么证，比如说喘证、哮证，实际上这个也不是指的有规律的一类病、也不是单独的一类症状，它用的是证据的证。我看咱们内科里面，大体上就是这三大类病名。您跟我们谈谈这三类病名对选方用药有什么指导价值，哪些已经有了固定的规律？哪些不利于我们选方用药？

鲁：单纯症状的，这是一大类，也是在中医里非常多的一类，应该说大概是占了50%以上；另二类，就是几个症状同时共见的起了一个名，比如说感冒，感冒就是受风了，流鼻涕，嗓子有点痒，或者有点发冷有点发烧，是非常常见的病证，大家就不会把其中一个症状当病名了，医生的共识就给起了个名字叫感冒。痢疾也是一样，痢疾是吃的不合适了，"下痢脓血，里急后重"，这也是一个症状群，腹痛、大便下脓血、便脓这是一个症状，里急后重也是一个症状。什么叫里急后重呢，里急就是想大便的时候特别着急，后重就是肛门下坠，合起来就叫做里急后重，实际上是两个症状，这个症状群加上腹痛，再加上大便脓血，就起了个病名叫痢疾，这是一类。还有一类病名，比如少阳病。

贾：这就是所谓的把一个证当成一个病名。

鲁：还有一类病名，是以方子命名的。咱们说"心下痞，按之濡，其脉关上浮者，大黄黄连泻心汤主之"，这是痞证，是大夫总结出病机后起的专有名称，根据具体差异，又分为泻心汤证、半夏泻心汤证、黄连泻心汤证、生姜泻心汤证、甘草泻心汤证、附子泻心汤证。

贾：我觉得是这样，三大类里面，有辨证，比如说喘证、哮证、湿阻、少阳病、太阳病，这应该算是一类，思维上已经基本接近辨证了。以症状命名的起名容易，但是要给它选择一个合适的方子，这中间还有很长的距离。另外一类病名，比如说感冒，感冒就是外感，外感就给了一个治疗的方向，即以解表为主，它对于治疗相对来讲，也有一个界定了。到了证的时候，例如少阳证、阳明腑实证，这样的话，离选方子就更近了。所以说不同的命名方式，对临床的指导价值，是不一样的。随着我们的认识越来越深刻、准确，精确到疾病与治疗方案一对一的时候，就可以使用方名来命名疾病了。

九、"证"就是证据

贾：病名聊到这里，后面该说辨证了。其实对于"证"，大家认识上都不一样，诊断学教材里对于"证"有一个确切说法，但是实际上分歧很大。因为教材中讲的"证"，在实际中根本就不是那么回事，不可能辨出一个证来完全符合教材上讲的"疾病某一个阶段病因、病位、病性、邪正斗争的一个总体的概括"的定义。在临床上，做不到这么全面。书上所讲的，只是理论层面上的一个证。我觉得，证的含义中，有理论层面上的证，有可操作层面上的证，可操作层面上的证，就是证候，但是我们把它都简化成了一个证字，那么，这个"证"的确切的含义是什么？

鲁：中医辨证的证，实际上是证候，证和候不一样。证，是对疾病综合的认知。候，在不同阶段，有不同的相关性。比如说感冒，非常明确是由外感邪气引起的一个综合症状群。感冒以后，在春夏秋冬不同的气候环境下得的感冒，就有不同的候。在讲中药的时候讲过，冬天得的感冒要用麻黄一类的药发汗，夏天得了就不能用麻黄，因为夏天气候潮湿，所以夏天得的感冒要加点夏天用的时令药，用来去夏天的湿气。所以，不同季节的感冒，在临床开方子的时候，又有不同的用药方法。中医中的风寒感冒、风热感冒，只是根据它的症状群来判断偏寒偏热，并没有依据它是什么季节的感冒，患者生活在北方还是在南方、生活习惯等等。中医的"辨证"俩字，实际上根本达不到医生对一个病的全部认知，仅仅只是告诉你一个医生对疾病的基本思维是什么。

贾：鲁老师，还有证的内涵，在张仲景时期和现在有什么差异？我觉得大家对这个会比较感兴趣。到底这个证，在古代和我们现在所指的一样不一样？

鲁：最早的巢元方的《诸病源候论》，书里出现了200多个症状，是以症状群来分类的，这种分类到后来为什么不被人们关注了呢，是因为书里描述的每一个症状群，咱们都想象不到这是古时候的什么病，症状的名称也一直在演变。我举个例子，黄疸这个病名从有文字记载至今大概有30多个病名，都和黄疸类似，黄疸有阴黄、阳黄，这是现在大家的共识，还有酒疸，喝酒造成的黄疸，还有女劳疸，是劳累以后造成的黄疸。实际上命名的时候是根据人群，哪一类人群怎么产生的疾病，就把这一类人群的这个病，起了一个病名，所以从古到今，病名本身就在不断地变化。比如说《伤寒论》的六经辨证是辨证之祖，这本书为什么叫《伤寒论》，后来为什么又出了一本《金匮要略》，这两本书之间有什么关系，《伤寒论》到底是谁给定的397法，谁给定的113方？实际上写这个的人是谁呢？是唐代的林亿，他在评论《伤寒论》的最后一句话"伤寒论397法，113方是也"，这是林亿给定的，并不是张仲景给定的。

贾：这个是后人得的结论，不一定是张仲景本身的意思。各代都在研究《伤寒论》，都说张仲景本意是什么，其实人家不一定是那个意思。关于中医的"证"，您看发表的论文，从文字上来讲大家的争论也是比较多的。中医基础中讲病、证、症之间的关系，咳嗽、发热是症状这个大家没什么异议，病刚才我们谈过了，实际上也是分三大类。提到"证"字，大家就会想到诊断里面规定的证候的内涵是什么，它的表现形式是证候，证候就是一群症状，如果讲那一群症状大家还比较容易掌握，觉得这不是独立的而是一个全面的表现，这样来把握，符合中医的整体观念。张仲景在《伤寒论》里经常提到，咳者加五味子、干姜，这个算不算辨证？我的理解是这个也是辨证，实际上如果把症状也当成辨证的话，症状群也是辨证，病也是辨证，这些实际上都是证，这个证真正的含义，很多前辈也是这么认为，实际上辨证论治的"证"字把它理解成证据就可以了。不管是症状还是病，都是有客观依据能让大家去掌握的。我们现在讲证候的时候，比如说风寒表实证，它也是一组症状，发热、恶寒、无汗，见到这些了就可以考虑。所以我觉得对于辨证论治的"证"，之所以大家有那么多的分歧，是因为各家给它的定义都不相同，从《伤寒论》时代到现在，要让大家直接理解的话，"证"就是证据。现在西医在强调循证医学，强调大量证据的综合得出一个结论，其实中医治病，并不是没有依据而全部凭我们的想象思维，只不过有的是根据症状来治疗，这是一个低层次的辨证，有的是根据病，这是比单纯症状要高一个层次的辨证，到了证候，这是一个接近疾病全面状况的辨证，我觉得辨证论治应该包含了辨症状、辨疾病和辨证候，这些合起来才是辨证论治的全貌。

鲁：对，中医看病是"仁者见仁，智者见智"，考虑的面越全，对疾病就分析把握得更好。过去中医看病的时候，不论哪个老中医看病，都是稳稳当当的，十分钟、二十分钟、半个小时看一个病人，现在病人越来越多，达不到这样了。

十、"候"的含义

贾：鲁老，您刚才谈到"候"字，我很感兴趣。证候的"候"字，表示的是某一个时间段的症状，确实是这样的。疾病在整个病程的不同阶段也是不一样的，我们强调的是现阶段应该怎么来处理，而不是说它以前怎样或者将来怎样，应该抓住当前这个时间段里的所有表现来治疗。"候"字本身就是个时间的概念，古人讲5天为一候，3候为一节气，每个月有两个节气，一年有24节气。所以说，证候随着时间的变化而变化，不光是考虑到它表现的症状，而且把时间和空间统一起来，我觉得这样理解比较符合实际。

鲁：比如说夏天老大夫都喜欢开点佩兰，因为夏天潮湿，用点佩兰去去湿气，这符合夏天这个气候的总体规律。所以老中医开方子的时候，你会看到有些药跟这个病都没关系，他为什么这么开？就是考虑到季节、环境等问题。

十一、辨证体系之间没有优劣之分

贾：下面我觉得我们应该谈一谈中医辨证。中医辨证有太多的方法，伤寒的三阴三阳辨证、温病的卫气营血辨证、三焦辨证，这是我们对外感疾病用得最多的，内伤疾病中，包括脏腑辨证、经络辨证，另外还有病因辨证、病机辨证，为什么有这么多的辨证方法出现呢？

鲁：伤寒学家说《伤寒论》和《金匮要略》两本书可治百病，唐代以后逐渐出现了温病学家，温病学家可以用温病方子治百病，杂病学家说杂病方子治百病，实际上这三者站的角度不一样。《伤寒论》这本书起源比较早，里面才100多味药，而现在中药大辞典里，已经上万种药了。以前的人发现的是药，后来的人发现的是不是药呢？这实际上是人体对自然与人体自身关系之间认知的进步，不能否定这些药物，这些药物没有古人的记载，但是人们从实际生活当中得知他们能治什么病。所以中医就是在实践生活中不断认知进步的，中医里有好多偏方，老百姓都知道，如果要把这个按照辨证分型来讲可能不行。我一直相信邓小平的一句话"实践是检验真理的唯一标准"。

贾：鲁老师，您刚才讲的这个我是这么理解，实际上各个辨证之间没有优劣之分，在临床实际中用哪个方便你就用哪个。先人从不同的角度创立了辨证体系，这些都是非常宝贵的财富，我们不能够厚此薄彼。在我们中医史上，还曾经出现了寒温统一派，就是想把伤寒温病统一起来，其实必要性不是很大。为什么呢？本来细分对某些具体情况会更好，如果说大道至简，可以更笼统一些，那最后只要辨阴阳就可以了，实际上不可以这样，所以最后寒温统一也没形成气候。我觉得不用去试图统一，完善好每一个辨证体系，你觉得怎么方便，怎么用就可以了。

鲁：医者不管是哪个领域的都没关系，你就把你这个领域研究清楚，在这个领域里哪个病用哪个方子，好在哪里，能够说清楚，老实说，这个医家就非常了不起了。所以，在中医中有名的医家，他的书并不见得特别厚，一个医生出名与不出名，关键在于你看好了多少病，你的这些方法能否总结出来被病人所接受，被大夫所接受，别人传承了这些东西，又能造福很多人。

贾：鲁老，您看咱们刚才提到了有这么多不同的辨证体系，大家还是想了解到底各个辨证体系用于哪些疾病有优势？比如说三阴三阳辨证，它的优势在哪儿？张仲景的《伤寒论》里，我觉得贡献最大的就是他的辨证论治体系，即三阴三阳这个辨证体系。我们可不可以说这个体系在用于外感疾病时具有他的优势呢？

鲁：不能这么说。咱们说的外感病，是感冒、咳嗽这类病。就太阳病来说，太阳为人体的藩篱，即屏障，可是太阳经怎么是人体的屏障呢？温病学家讲，"温邪上犯，首先犯肺"。"肺主皮毛"，为什么肺不是屏障呢？太阳这个屏障，怎么就影响到肺了呢？太阳包括什么？包括不包括肺？如果包括肺，为什么不把太阳经变成肺经呢？

十二、"六经"提法值得商榷

贾：鲁老师您谈到这里，我觉得有几点要聊一聊。《伤寒论》里面讲的太阳，是不是太阳经？我不同意用经这个说法。为什么呢？这里讲的很多东西与太阳经无关。

鲁：《伤寒论》最早发现于朱肱的《南阳活人书》里，有经络的循行，他的书中提到"治伤寒先须识经络，不识经络，触途暝行"，就是如同瞎子摸着路走路。也就是说，人必须识经络。在这里，它就把六经的经，变成经络了。《伤寒论》中说的六经辨证，是太阳、阳明、少阳、太阴、少阴、厥阴，太阳经是初起，发展到少阴病的时候最重，最后到厥阴，寒的可以到厥阴，热的也可以到厥阴，病发展到危险的阶段，再发展到厥阴，病就好了，我一直不理解。

贾：所以我觉得这个不应叫六经辨证，应叫三阴三阳辨证。其实《伤寒杂病论》讲得很清楚，太阳病、阳明病，人家讲的就是病，是三阴三阳病的一个辨证体系，而且这里还有一个问题，咱们中医老讲五脏六腑，现在加上心包是六脏六腑，既然说所有杂病都可以用《伤寒论》的三阴三阳辨证，那张仲景的方法，凭什么只用到三个阳经三个阴经？手足都应该包括才对。可是对《伤寒论》的认识，手足到底能不能包括呢？我们现在一讲到《伤寒论》的太阳病，就是膀胱经的病，一讲到阳明病，就是胃病，"阳明之为病，胃家实是也"，胃是阳明，但手阳明经是大肠，手阳明大肠经、足阳明胃经，那为什么阳明病不包括大肠病变呢？那么回过头来往回推，太阳经是足太阳膀胱、手太阳小肠，为什么不包括小肠的病变？要是仅仅足经里面，太阳病就是膀胱病，阳明病就是胃病，少阳病是胆病，三阴三阳实际上概括了人体的三脏三腑，为什么不让六脏六腑都感受邪气呢？如果三阴三阳仅仅包括三脏三腑，那人得病就这三脏三腑，这三脏三腑没病，人就没事儿了？所以说不能按照经络来理解。

鲁：三阴三阳只谈到足经，是不完全的。我讲《伤寒论》的时候曾经说过，足太阳病有个蓄水，即五苓散证，与膀胱经络的气化有关系，还有一个太阳蓄血，膀胱是水脏还是血脏呢？太阳蓄血证大便色黑、狂躁，跟膀胱毫无关系。但是为什么只是谈到膀胱不谈到小肠呢？回过头来看，《伤寒论》里的太阳病，包括膀胱经，也包括手太阳小肠经的病，那么阳明经病，"胃家"是谁？包括胃和大肠。承气汤是治谁的病？三个承气汤，大承气汤、小承气汤、调胃承气汤，这承气汤不外乎通下大肠的大便，不能说人的大便都在胃吧？

贾：所以说我还是比较倾向于用张仲景自己的言论，其实他讲得很清楚，不需要去给人家解释成六经，一点必要都没有，人家讲的是六大类病，这六大类里面还可以细分，它是对于外感热病的一个分类体系。至于说用这个体系治疗非外感疾病同样有效，也并不能说明《伤寒论》是治杂病的，是治所有疾病的。就伤寒六病这个体系来讲，主要是对外感病的，如果它要是什么都可以了，那么后面温病学派的产生就没有必要性了。所以说我觉得温病学派产生以后，卫气营血、三焦辨证这些和六病辨证加起来，我们用于处理外感病，就有规律可寻了。每一个病的特点各不相同，要是强调每一个病的差异性的话，那你就不知道他的整体的状况，如果说你要是只强调整体，对细节可以忽略的话，那你的疗效也不会上去。所以我觉得古人给我们创立的六病体系、三焦体系、卫气营血体系，这些体系综合起来，使我们解决面临的疾病更加方便。这就相当于我们去森林里面砍柴，拿着锯，拿着斧头，该锯就锯，该砍就砍。我觉得应该这么来理解这些体系，这样就不至于在我们学习的时候自我标榜自己是哪一个体系的。不同时代不同医家之所以出现这么多的分歧，我觉得是因为在认识上切入的角度不同，但是实际上是同一类病。我们要这样来理解古人，现在也应该这样来理解中西医看待疾病的方法不同。比如说，明显是肠道传染性疾病，西医强调吃东西的时候要洗手，要吃热的，要加温消毒，这样吃完就不会传染了。那你说西医的这个东西我们是不是应该补进来，不能说"你都吃进去吧，你得了太阳病了咱们按太阳病来治就行"。能够预防为什么不预防呢？西医的这些东西我们同样可以用。所以我觉得古人的这些东西我们要全面去掌握，怎样方便就怎样用，各有优劣。

至于八纲辨证体系，我觉得是让大家不要犯大的错误，不要出圈出范围，但是要作为一个优秀的大夫来讲，光会八纲辨证是远远不够的，所以八纲仅仅是给大家画了一个大框框，六经辨证是给外感病画了一个框框，卫气营血辨证和三焦辨证也是给画了一个框框，这些框框综合运用就好了，包括我们的病因辨证、经络辨证。像有些病，患者既不发热也不恶寒，就某一个部位疼痛，那你就按经络辨证不要再去套六病了。所以我觉得各有优劣，我们也不用展开每一个说。

十三、灵活应用各种辨证方法

鲁：实际上各种辨证方法都应该装在脑子里，什么有效就用什么。不管用什么方法，治好病就行。我们所有的人知识面应该宽，对各方面有一个冷静的、正确的理解，不能只凭个人的喜好。

贾：谦虚才能成就大业，孙思邈成就的就是大业，像我们现在认为是迷信的一些东西他都涉猎到了，实际上那些还真不是迷信，里边还确实有很多东西是非常管用的，只是现在没有认识清楚而已。我们中医强调的病因辨证，如果我们只是强调风邪、寒邪、热邪，这样还是不具体的。如果我们要能认识到某种风邪具体是破伤风杆菌引起的，用西医的破伤风抗毒素去预防破伤风的发生，我觉得这个对中医就是一个补充，都是面对具体的疾病来思考的，没有必要去排斥西医，其实拿来挺好用的。比如说一些抗生素，如果说我们细菌培养能确确实实查到这是痢疾杆菌、那是大肠杆菌，那我们针对这些去选择敏感抗生素，有什么不可以，这实际上也是中医病因辨证的一个拓展、延伸。不要再搞中西医对立了，现在有这么一种中西医对打的倾向，我觉得不对。我们中医病因辨证讲一个疾病的病因是风邪，西医就问你这个风邪是什么邪？实际上中医这个认识绝对有他的优势，为什么呢？有些病的病因拿不出来，不能用你的办法展示给你，但是它具备了这一类病因的特点，我们都叫它风邪，在这种情况下，即便是不能搞清楚它是哪一个确切的病原微生物，我也同样可以去治疗它。比如 SARS 来了，还没有搞清楚病原微生物的时候，中医同样也有自己的认识，它是一个疫病，就可以针对它去用药。中医辨证体系笼统有笼统的优势，细致有细致的优势，所以我觉得中医的各个辨证体系和西医认识疾病的手段再进一步的结合，这是我们中医将来的发展方向，而不是对立起来。

鲁：现在中医和西医中间，争议在什么地方呢？都认为自己是正确的。实际上在中西医看待人体生命现象的时候，所有人都是非常笨的。西医说冠心病现在可以搭桥放支架，把人当成一个机器来看，做了支架之后怎么办？能拿出来吗？

贾：您讲到这里我就想起中医的病机辨证，其实病机辨证，它讲的是过程中某一个环节出了问题，西医在这方面有优势，例如某一个冠脉堵了，可以撑开，可以搭桥，就解决了这个病机了，但是没有解决病因，即使放了支架，导致动脉硬化和血栓形成的原因解决了吗？没有！就像我们说肝脾不和，这个调肝了，那个调脾了，但是你没有解决导致肝脾不和的原因，等于还是治标的，这方面中西医之间好像都是半斤八两，我觉得都是揭示了它中间的某一个环节，大家要清楚这一点。将来怎么样把中医的辨病、辨证和西医的诊断有机地结合起来，这是我们新一代中医人应该去思考的问题。西医现在作为一个优势群体，它不愿意去跟别人结合，但是中医自古至今，一直是不拒绝外来知识的，所以说中医的胸怀还是比较大的。虽然现在有一部分人比较极端，一直攻击西医，但我觉得必要性实在是不大，因为中医也要发展，中西医需要沟通，所以说将来对我们的诊断、辨证，包括诊疗手段，实验室检查，我们要引进进来嘛，我们四诊还是要延伸的。中医的病因辨证和西医病因诊断，中医的病机辨证和西医的实验室检查要结合起来。比如说，查出一个腹胀病人是血钾低、血钠低，中医可能诊断为脾虚，但低钾时候出现的腹胀和肠梗阻的腹胀是不一样的，所以我一直觉得，我们要有一个博大的胸怀，让一切优秀的东西在我们这里融会贯通。

鲁：中医对疾病的认知有好多东西逐渐被西方人接受。比方说七情致病，西医最早不认可，西方的病因是物理因素、化学因素、生物因素，最后也承认情绪因素了，说明西医已经扭转了不正确的认识。现在西方正在发展心理疾病的治疗，但是治疗方面存在很多问题，心理疾病怎么治疗又是一大问题。对于脑的认识，不论西医还是中医，都是非常落后的。

贾：鲁老，我非常同意您刚才说的话。无论西医还是中医，对于脑思维意识的认识都是非常落后的。我们中医在讲情绪疾病的时候，实际上只讲了情绪的反应，还没抓住根。"怒则气上"，不能说降气就行了，他为什么会怒，为什么别人就没怒，没有搞明白。所以说从《黄帝内经》一直到现在，还是没有把这个问题认识到非常清楚。《内经》中是有线索的，"高下不相慕"是让人们不要有那么多的攀比，你就不会有那么多的不愉快，然后你的气机就顺畅，就少生病，达到"恬淡虚无，真气从之"的健康境界。西医在这方面更是这样，它从局部出发，用某个药干预，把某个情绪纠正一下，原因仍然没解决。所以说，从身心这个角度来讲的话，无论中医还是西医，认识的都不够。佛教一直是研究心的，最后将一切不良情绪归于一个"贪"字，一个"贪"心，所有的不良情绪就都来了。

第十二章　治则——恢复健康的原则

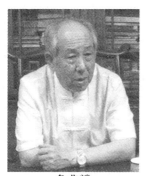
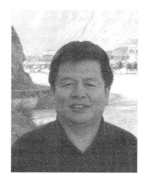

鲁兆麟　　　　　　　　贾海忠

一、治则和治法的区别

贾：今天我们来谈谈治则。治则和治法大家容易混淆，尤其是对于初学的人，不知道什么叫治则，搞不清楚治则和治法之间到底有什么区别，这个问题您跟我们聊一聊吧？

鲁：治则实际上就是治疗的原则，即总体的规则。中医治则的确定有不同的条件，即对不同的病人确定不同的治则，治则是随着疾病的变化在不断改变的。比如说，对于一个身体比较好的人，外感邪气刚刚侵袭了人体，治则应该是以驱邪为主要目标，如果这个病发展下去，缠绵不愈，病人的体质变弱了，或者因为什么原因导致身体弱了，这时候身体正气就不足了，治则可能就由驱邪为主变成扶正为主了，扶正和驱邪不断在改变着，在这个过程当中，某一段正气恢复了，但是邪气又重了，这时候又应该以驱邪为主了。所以说驱邪和扶正这种大的原则在不断地变化。变化是根据这个人疾病发展变化的不同条件来确立的。

治则和辨证论治，它们之间还有很大的区别。比如说疏肝健脾是一个治法，疏肝怎么疏，疏到几分？不好笼统来讲，只是一个大的法则。疏肝健脾在不同医家可以开出不同的方子，剂量也不一样，能说我的对，你的错吗？都说自己的药是有效的，到底有效没效，治好病永远是第一位的，你跟我说半天你的处方多么严格，方子的每个药都有道理，没看好病，没用。中医说治则是治法的前提，治则应该正确，什么叫正确？正确的原则是要治好病。

贾：咱们教材里面还是把治则和治法分得开的，治则就相当于一个战略思想，这种战略思想定下来以后，具体什么情况，应该采取什么样的方法，然后再进一步的是要使用什么战术。我觉得在中医里，这个治则，是不管具体的治法，也不管方药的，只是任何一个病都必须遵循的原则。中医基础教材里面提到了几个方面，比如说调整阴阳、调理脏腑、调理升降气机、扶正祛邪、因人因地因时制宜，这些原则在任何一个病，都离不开它们。基础中将这些东西叫做治则，在这些治疗原则的基础上，才有根据辨证结果，比如说肝郁脾虚，针对它给一个治法，叫疏肝健脾，刚才您提到了，同样是疏肝健脾，不同的大夫用的药可能不一样，这就是在术的方面又有差异了，但是总的原则是不变的。原则没有变，具体病人的情况变了，辨证就变了，治法就变了，然后在治疗的方法上，可以各种各样。除了药物以外，非药物的疗法，针灸推拿等，都属于具体操作。

二、治则正确为什么不同医家疗效不一样

鲁：老在争论中医是不是非物质文化遗产，我一直在想，不同地区有不同地区的名医。名医之所以出名，是因为他看好的病人多，病人口口相传，名声就抬起来了，各地都有它自己的名医，病人之间口碑相传，经过几十年口碑相传的过程，他的知名度就非常高了。你说他的治则好吗？他的治则基本也是那些，那么他为什么能用好，别人为什么不行？具体运用的时候，没有把握好火候，这大概就是医生和医生之间的差异。所以中医的传承，实际上不是治则上的传承，而是怎么运用，到具体病人身上怎么运用，用几分。这个有几分技艺性，还有几分艺术感，老中医开的方子，让学生看着非常舒服，而且都能讲出道理来，让你有非常舒适的感觉。

贾：我觉得是这样的，我们谈的治则，对每一个人都是实用的。每一个

医生都应该这样去做。在看病的时候，每一个病人都要注意这几个方面然后针对每一个方面出现的问题，分析出来，给个治法。比如说我们刚才谈到这几个方面，实际上我还是觉得和中医整体观念下大医学思想是有关联的，在治病的时候，必须遵循的一个原则就是扶正祛邪。一个人如果没有其他的因素对他的伤害，他应该不生病，从这个角度去看的话，就是外邪作用于人，然后生了病。而外邪作用于人能不能生病，还取决于人内在的正气强弱。这两个方面到底是哪个重哪个轻，以哪个为主，是一个需要辨析的问题。人与环境是统一的，基于这么一个认识，才有了扶正祛邪这个原则，到任何时候都不能忘掉。再一个，像我们说的调整阴阳，这个原则基于我们对事物的分析，如果一分为二的话，我们传统的就是分为阴阳，在大格局上它们应该是平衡的，无论是人体的上下、内外、表里之间。在这种指导思想下，我们确立了治疗疾病的基本原则，就是你要始终注意，不能让阴阳偏斜，这就是"阴平阳秘，精神乃治"的思想。但是这个原则还不够，还是太笼统了，还不能给予一个具体的治疗方法。因为在五脏六腑协调下，气血津液正常活动才是一个正常的生命体，在这种情况下，我们的治疗原则就是调理气血、调理气机的升降出入、调理气血的虚实，因此调理气血津液又是一个治疗原则。所有的这些问题，最终都离不开脏腑，所以还要调理脏腑，有了这个思想的时候，你就会去分析是哪个脏腑出了问题，无论是什么人，都要去考虑这些方面。还有一个原则，就是我们个人与环境之间的关系，谈到特殊性的时候，我们中医强调因人制宜，为什么呢？同一个病在不同人身上不一样，同样一个感冒，有胖人感冒也有瘦人感冒，同样一个季节，邪气来了，人不一样，用的药也不一样。还要因时制宜，冬天的风寒感冒和夏天的风寒感冒用药也不一样，冬天发汗挺不容易的，夏天天气热容易发汗。所以说在治病的时候，我们要考虑到，同样一个证在不同的季节用药也不一样。还有因地制宜，您以前也谈到过，一个医生，他换一个地方治病的时候，往往效果不好，为什么？他对当地的生活习惯、气候条件、当地人体质状况和食物都不熟悉，所以说我们要强调因地制宜。四川人整天吃辣椒没事儿，北方人要那么吃就不行，有的人吃辣椒拉肚子，有的人就便秘，差异很大。所以我们中医确立的这些原则，一是基于人与环境之间的关系的调整，一是基于我们人体自身的构造。

三、中医和西医的治疗原则有何差异

鲁： 看中医的生理，不要去和西医生理对号，这是两个思维。举个例子，中医为什么叫藏象，西医为什么叫脏器，西医的肝脏是实质性的东西，中医的象是象征的概括，象征和具体的东西是有差异的。所以绝对不能站到西医的基础上去看中医的藏象。而我们现在很多教材当中，写的东西，又像中医的，又像西医的，认为这样就是好的。

贾： 其实这些讲解都是模棱两可，中医不能认同，西医觉得你讲的更是不对。但是我觉得探索两者之间的关系还是很有必要的，为什么呢？总不能让两个体系一点交融都没有，还是要试图把它结合起来，那么在这个过程中，出现这样的情况也是一个必然的阶段，最终会是一个有机的结合。

鲁： 但是说老实话，把中医和西医结合起来，难度太大了。

贾： 难度确实是太大了，其实我觉得，无论从中医还是从西医的角度，治疗疾病的原则基本上都是一样的。这个原则是根据基本原理确定的。没有基本原理就没有这个原则，所以我觉得从深层次上来讲，中西医之间是统一的，从最终的目标上来讲是一致的，所不同的是中间环节、认知方式、处理方法。

鲁： 我曾经在科技部做过一个报告，内容是中医和西医的比较，中医和西医思维的着眼点都是把得病的人治好，怎么治好呢？各有各的道路。中医在看病时候，目的是提高生活质量，延长寿命，这是总体目标。具体治疗上，西医思维是把各个器官各自搞清楚，所以西医的病是越来越多，中医的病这一百年来都没什么变化。西医的病多到什么程度呢？现在内科病有将近7000多个，还有好多新起的病名。比如说前两天我看了一个病人，老太太99岁了，半身不遂十几年了，家里伺候的很好，没有褥疮、失语、意识不清楚，身体一直挺好。那天病人发烧了，他吃了好长时间的西药退烧药，子女怕老太太过世，用手机把她的舌苔照片给我看，脉象是我的学生给看的，脉很沉，问我怎么办？我说开黄芪、人参，以扶正为主，这是李东垣的方子，甘温除热。我给开了三服药，补中益气汤加点青蒿、银柴胡，3剂药后学生找我说烧退了，但是痰多。我说，那好，把青蒿和银柴胡去掉，换上冬瓜子、薏苡仁，薏苡仁和冬瓜子也是化痰的，吃完以后说挺好的，现在老太太情况又非常稳定了。

贾：那咱们治则这一块儿大家已经知道了。治法就是根据辨证的结果来确立的，这块儿东西太多了，就不展开来讲了。

四、如何掌握好治则和治法

贾：治则是一个非常笼统的原则，就相当于战略，治法上是打阵地战还是游击战，打游击战的时候具体怎么打，那就相当于我们处方用药了。

鲁：从辨证到治法，治病过程中的辨证思维和处方确实还有很大差异。学中医要多看病案，病案是治则治法最真实的体现。

贾：这次我们聊治则、治法，但是最终要落实到治疗措施上，才能实现前面的思维，治疗措施不对可以换，但是前面的原则基本上是对的，只是在分寸上把握要下工夫。

第十三章 方药——恢复健康的工具

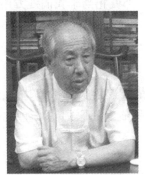
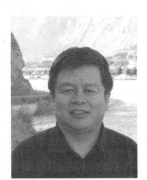

鲁兆麟　　　　　　　　贾海忠

一、"四气五味"就是中药里的阴阳五行学说

贾：鲁老师，今天给我们聊一聊方药吧。

鲁：中药的理论是什么？它的核心是什么？确实需要知道。为什么我说这句话呢？现在对中药的认知是以功效为中心的认知，可是我们古人的认知是什么？"四气五味""升降浮沉""归经引经"，十二个字就把所有的中药概括了。现在研究中药，说这个药有多少种成分，每种成分治什么。中药杂志发表博士生论文，发现一个新成分在什么药里边，认为这是创新点，但这创新点怎么和"四气五味""升降浮沉""归经引经"搁到一块儿？搁不到一块儿。"四气五味""升降浮沉""归经引经"这些思维是什么呢？"四气五味"实际就是中医的阴阳五行学说。五味是酸苦甘辛咸，是用五行学说概括的。四气是寒热温凉，如果再加一个平性就是寒热平温凉，可以说中药的四气是五气。"升降浮沉"的思维说明了一点，中药的认知不是现代人所谓的科学认知，这个药有多少种成分，而是这个药对人体整体作用的趋向性。我有一个

学生，博士阶段做解表药研究，一共做了十几个解表药，在这十几个解表药当中，他用中医理论和现代的研究融合在一块儿来解释中药学的认知。我给他讲过，我说中药有两性，一个是整体的趋向性，对整体的作用性，一个是局部的功效性。中医过去的认识里整体趋向性是第一位的，而具体功效性是第二位的，而我们现在的中药学，局部的功效性是第一位的，整体的趋向性放在第二位了，甚至"四气五味""升降浮沉""归经引经"都不用记了。麻黄，辛苦温，桂枝是辛甘温，每个药都有一个整体的四气五味的属性。当然它这个属性，并不是我们现在认为这个药尝尝、嚼嚼是热的是凉的，并不是这么回事。对石膏这个药，张锡纯说石膏这个药是辛甘大寒，咱们尝石膏，谁尝出辛味了？实际上是古人对它的功效做了一个总结，因为它有发汗的作用，有发散的作用，所以石膏是凉药里头最常用于发散的药物。比如麻杏石甘汤，说麻黄是解表药可以，石膏呢？比如小青龙汤加石膏，为什么加石膏？石膏究竟性味是怎么回事？为什么能配伍到一块儿？这都值得我们站在古人的思维基础上去研究它，而不能用现在的认知。现在的认知是石膏不溶于水，煮了半天，煮出什么了？煮不出来，为什么麻杏石甘汤还要用啊？石膏不溶于水，那煮的是什么？这都是值得大家去关注的。所以中医的"四气五味""升降浮沉""归经引经"这十二个字，实际上是囊括了所有中药学的一个药物使用原则。

贾：现在确实是忽略了药物的总体属性和总体治疗特点，只是关注了它某一个具体的治疗作用，实际上自古至今都是有的。比如说干姜是辛散，五味子酸收，张仲景那时候就提出来"咳者，加五味子、干姜"，他就告诉你五味子、干姜合起来就治咳嗽，实际上最终还是在说作用。到现在为止，我们受西医的影响更是强调这个，而忽略了它整体的作用趋势、作用特点。

鲁：后来我的学生贾德贤就提出来一个"药象"理论，脏有藏象，药有药象。药象理论实际上就是药物整体的趋向性。"药象"俩字的提出，应该是我们现在所有研究中药学的人都应该十分关注的问题。

二、根据药效定药物性味是中药学理论的一个缺陷

贾：我印象里边，好像是在《医学启源》里，提到过药象理论这个概念，但是具体内容我还没有深入研究。中药这块儿，我还有一个想法，刚才您提到，石膏本来没有辛味，给了它辛味这么一个说法，这就出现了一个问题，

它的辛味不是真实的，这对于现代人的思维方式来讲不容易接受。没有辛味，你为了说明它的功效，非给人家加个辛味，这样有好的一个方面，就是告诉你，它有发散的作用，不好的一个，就是说纯粹是根据你认为有发散就叫辛味，不符合客观实际。我觉得在这个方面，我们中药学不能这样走得太远，因为你走得越远，人们就越不能接受你的东西。根据功效去说它的味道，这个不行，所以说我觉得这个不是我们的发展方向。您刚才也提到了，古人在描述它的功效，从总体上概括的时候，为了形成比较完善的理论体系，给了它这么一个叫法，但是我觉得这个方面不可以发展的太远。

鲁： 现在去回顾过去有关中药的书，每个药都没有一个固定的、大家统一认识的一个东西。有可能这个药，某某书说它是酸苦温的，某某书可能是微酸苦温，某某书可能就剩苦温了，某某书可能还有一个不同的说法。中药书里，矛盾重重。矛盾重重是根据什么来的？一个是根据他个人的临床体会，看好病了，他对这个药物有一个新的认知，所以中药的气味并不都是一个真实的气味，而是为了完善这个理论，凭自己临床经验提出来的一个看法，这点我是认同你的。

贾： 我觉得之所以出现这个问题，跟我们大家遵从的《内经》有关系，因为《内经》里边提到了五味，不同的味治什么病，有什么功效。后人发现这个药有某些方面功效，它又没有这个味的时候就往上套。这一点从做学问上来讲，我觉得我们中医学问里面有不严谨的地方。因为古人说的那个，也只是说大多数是那样，不是每一个都是那样。要都是那样的话，这个问题简单了，也就不用去说其他的性能了，是不是？所以我觉得，一个药物的功效它既取决于它的四气，又取决于它的五味，又取决于它的有毒无毒，又取决于它的升降浮沉。这么多属性在这一个药上体现出来，各个药之间各不相同，所以功效不同是完全正常的事情，没必要给它加上一个味来说明它的一个功效。我觉得这方面是我们中医不容易被大家接受，也不容易再有新的突破的原因。就是因为古人有了一些说法，后人把它当成了教条，然后就往里边套，我觉得存在这个问题。比如说我们中药里边提到的"四气五味"，我们都习惯地叫下来，"四气"是寒热温凉，加一个平，四气或者五气。实际上真正的四气，古人讲的四气还不是这个，这个顶多叫四性。寒热温凉就是四个寒热属性，而不是四气。真正的四气呢，气是我们可以嗅到的，实际上是腥、臊、香、腐、焦，这是在《内经》里讲的，在我们最早的这些古医书里边也都讲了，实际上《内经》里边也讲了，像腐味入肾，焦味入心，香味入脾，腥味入肺，这些在古书里边都有。我们这块知识的传承实际上丢的太多了。比如说我们煮银翘散，为什么煮的时候薄荷要后下？薄荷后下，它挥发性的东西不容易都跑完了，这时候你吃下去它起作用。另外古人还有一个认识，很多老百姓也知道，药要亲自熬。其实熬的过程中，已经把气味都吸进去了，把真正的五气，通过呼吸吸入到人体而起作用了。到现在为止，我们中医学里有关气味的研究，不是味，是气的研究这块，实际上是严重欠缺的，但是这块儿又是潜力巨大的。为什么这么讲？我们人之所以有鼻子，对于吃的东西，要吃到嘴里才能有味觉，但是不吃的时候，首先是闻到的，然后才是吃的。吃和闻是根本不一样的，闻到的甜味和吃到的甜味是不一样的，像臭豆腐闻着臭，但是吃着不臭。所以味觉和嗅觉是有差异的，而嗅觉的效益是非常强的，我们闻到一个不舒服的气味立即就避开了，而且闻到的是极少量的分子就能感觉到了。但是吃呢，一下子吃那么多还不一定有感觉。所以我觉得中药有关五气的研究还有很大的余地。以前看古书的时候，提到佩香囊能够避瘟邪或者是治疗疾病，当时我觉得这是瞎说八道，也没吃进去，怎么能治好病呢？我始终不相信这个事。但是后来我研究了气味的作用以后，才知道这个香囊是肯定起作用的，因为它通过调我们的肺，就可以调全身。后来我就注意到，我们可以用香包放在枕边，通过它的气味催眠；如果不想吃饭，我们可以把东西都做成炒的，你看健脾药、开胃的都用炒的，像焦三仙、炒白术、炒扁豆，这些都有香味，香味开胃健脾。所以说，我觉得这一块儿，真的是应该深入去研究。

鲁：现在电视里讲"舌尖上的中国"，中国文化博大精深，不同地区不同的东西、不同的气味对当地人都是有好处的。当地人应该说几千年的经验总结出来就得吃那些东西，就得这么做法。"舌尖上的中国"包含了当地人很深的文化底蕴。

三、以唯成分论研究中药不是一个正确方向

贾：鲁老您说到这儿，我突然想起来，昨天一个学生，他现在在西医的科室转科，他给我提出来一个问题，"贾老师，人家西医问我，你这个药成分都搞不清楚，你就让病人吃，那怎么敢吃呢？这个怎么就能治病呢？"他们学生现在没这个能力回答，然后我给他举了个例子，我说人一生下来吃奶的时候，他知道奶里边是什么成分吗？他非要搞清楚才吃吗？不需要。但是他知

道他吃完这个东西他就不饿，是不是？为什么一定要搞清楚呢？你去问一下问你的这个医生，他吃的每一个东西，搞清楚里边都什么成分了吗？难道不搞清楚成分就不知道它吃完了能让人健康生存吗？为什么一定要搞清楚再吃呢？这就忽略了一个问题，做学问是搞清楚，解决问题是要经验。已经确确实实证明的经验是不需要去搞清成分的，如果做学问你可以去。那做学问把成分搞清楚最终目的是啥？最终也就可以说，你可以吃这个馒头了，你吃完就顶事儿，不最终就是这个结论吗？祖祖辈辈实践完给你传承下来，告诉你你饿了去吃个馒头、吃碗米饭就可以了，不需要去弄那个嘛，为什么非那样才能说明它的功效呢？你们被他们的这种问题给迷惑了，因为你们学的，从小受到的教育，就是西方的分析式教育，你忘了分析的目的是什么了。分析的最终目的是，我有什么问题，我怎么解决，中间那个过程你是可以不知道的。那么我们中药，刚才您提到的，我们对它作用的整体认识，我们这么用它，就能解决这样的问题，够了，最终我们就是要达到这样的目的。我们的老祖宗一直是在为解决问题而创造了一系列方法，包括一些理论，甚至一些理论认为不完善的，也都是一个过程。只要他找到了解决的办法，中间的理论，你可以跨越，就像中药里边讲的方证对应。你知道什么样的一群症状，用什么样的一群药，如果确确实实能解决，那么其他任何解释没有用了。所以我觉得在学习中医的时候，一定不能被唯成分论给迷惑了，不能把他们学习的过程，当成我们追求的目标，这样就学不好中医了，也就对中医更困惑了。

鲁：过去中医有句话，开玩笑的话，叫"有成分论，不唯成分论，重在表现"，有没有疗效是最核心的。你关心它有没有这个成分，是不是这个成分，是固定的，还是多几份，还是少几份，不是大家追求的必要。追求的必要是什么？有效还是无效，看好病没有。

贾：现在这个时代，我们必须谈效果和成分之间的关系。现在我们学中医的，学中药的，都强调说这个药里边的有效成分，我觉得这个概念有问题。为什么呢？我们中医讲的每一个药的疗效，是整体疗效，而不是某一个成分的效果。现在受西医的思路影响，唯成分论，既然有这个效果里边一定有这个成分，他忘了既然有这个效果就是它所有成分的共同作用。他没有这个逻辑，他只知道"有这个效果一定有一个东西"，这是个逻辑上的错误。人们在拼命找有效成分，把一个一个成分拿出来以后，看哪个成分有哪个作用，比如有 N 个成分，这里边有一个起效的，他就认为这个是药里边的有效成分，其他就是无效成分了，这个就错了。怎么证明他错呢？拿出来这个有效成分，单独用它，它就没那个效果。我记得原来听一个搞药物化学的老师讲过，某一个老师他在做一个处方，治疗什么什么病效果挺好。他拿过来以后呢，就把里边的成分一个一个分析出来，再把他已经认识到的所谓的有效成分合在一起，再去做这个实验，竟然没效。这说明，他们一开始犯的这个逻辑错误，就是"有一个作用就有一个成分"的对应关系，他忘了"有一个结果可能有多个原因"这么一个客观事实。这样把我们的科研就给引导歪了，中医要这么弄下去，那肯定不能认识到中医的科学了。

鲁： 这里就涉及中医的科学性问题。现在中药学博士论文说发现了什么新成分，就这个新成分，你认为它有多大作用呢？不知道。但是，作为发现者来说，这个研究起了一个非常大的作用。举个例子，咱们的银杏叶，后来被德国分析以后说能治疗老年性痴呆。分析化学家最后揭秘，他认为是成分里的某一部分起效，到底是什么起的效？他也说不清楚。

贾： 鲁老师，讲到这里就又引出一个问题，这一群成分在起作用，它叫有效部位。我觉得有效部位这个概念提出来是蛮好的，这样已经避免了单一有效成分的说法，与中医原来的认识近了一步，但是其实我们已经发现了它的有效部位的临床作用，只是没有这么说。我们在使用中药的时候，说这个是要用酒来煎，那个是要用水来煎，甚至有的用醋来煎，这就是有的是水溶的，有的是醇溶的，有的可能就是醋溶的，不一样。实际上，古人在无意识中已经在运用有效部位，只是古人没有这么一个提法而已。

鲁： 有一些可能煎煮有效，有一些可能生用更有效。

贾： 有的是研粉用有效、原药用有效。所以说中医实际上已经发现了有效部位不同的现象。

鲁： 你看葛洪《肘后方》里头就说了一句话，叫"青蒿绞汁治疟"，就是青蒿不要煮，拧出汁来才能治疟疾，煮了就没效了。后来发现了青蒿素治疟疾，还拿了国际大奖，国际都公认了。这从哪儿来的？不就《肘后方》里头一句话吗？这句话，字里行间不注意就可能一带而过了。

中药学问很深。学中药的人都知道"三月茵陈四月蒿，五月砍下当柴烧"。三月份是刚长芽的茵陈，四月份茵陈长大了，就叫蒿子了。三月份的茵陈在中药里是退黄疸的，四月份的蒿子能退黄疸吗？大家都知道蒿子难闻，拿来熏蚊子了。五月份的茵陈干了只能当柴火烧了。

四、药材采收时节密切关乎中药的功效

贾：植物在不同时期成分确实是不一样的。举一个最明显的例子，比如说小麦。从麦苗到收麦子，一开始也是小麦，长完了还是小麦，但是麦苗跟麦穗是不一样的。还比如说水果，先不说它从一棵小树长成一棵大树，就是这一年里边，从春天一直到它结果也不一样。像桃子，刚长出来的小桃子难吃死了，等成熟了以后就是甜的，非常好吃了，因为在不同时期它的成分都不一样。所以我们中医在讲中药材的时候，又涉及一个中药的采收时节问题。人们非常强调到什么什么时间收什么什么药，刚才提到"三月茵陈四月蒿，五月砍下当柴烧"，实际上就是它含的化学成分的变化不同，它的治疗效果不一样。

鲁：我问过几个学生，"三月茵陈四月蒿"三月和四月的茵陈有什么变化？他说没研究过。

贾：有的人连药物都没看过，他不知道。

鲁：比如麦子长出来抽麦穗，抽麦穗之后加工成白面就可以蒸馒头。麦子刚一长芽叫麦芽，为什么麦芽有效？馒头没效？同样一个东西，为什么只有这个季节刚一长出芽来可以制作炒麦芽，炒炒麦子行不行？

贾：这里边学问太大了，要真正理解中医，需要很广博的知识和实践经验，如果说没种过草，没种过菜，没种过粮食，可能就没有这种感受。总觉得那是一个东西，功效怎么能不一样呢？实际上就是不一样。现实中，我们身边的东西我们都已经感觉到了，就是有没有上升到学问的高度去研究它。

五、"耗子点头"不具备评价中药功效和安全性的资格

鲁：1969年我上新疆参加一个医疗队，发现哈萨克人天天吃肉。天天赶羊，只能吃肉，没有蔬菜，当地人也活到90多岁，活得挺好，也没有高血压。在当地，一大桶牛奶或者羊奶搅和了以后放置，上边一层奶油，中间一层叫"黄奶疙瘩"，下边一层叫"奶渣"。奶油实际就是酥油茶这个油，特别

香。底下的奶渣子特别硬，掰开跟石头似的，搁在火上烤，烤软了嚼着吃可以消食。这在当地是一个风俗，知道天天吃羊肉，需要吃这个。"入乡随俗"，每个地方都有自己治疗方法，不舒服时候吃什么东西各地都有各地的习惯。奶分出这么多层，哪层是什么成分？

贾：他们祖祖辈辈用出经验来了，祖祖辈辈用自己当实验对象，已经总结出结果来了，不需要再去用耗子做。

鲁：实际上用人做的实验最多了。

贾：这里边又引出来一个话题，反对中医的人士说你这个中药认识不科学，实际上他是从西医角度来认识的，从他的思维习惯来认识的，那么到底中药科学不科学？需不需要都用耗子去检验，用动物实验？不需要！我们所谓的经验和他用耗子用动物做实验得出的结论，本质上没有不同。为什么这么讲？我们的实验是用人做出来的，人不是动物吗？而且做好的东西直接就是给人用的，不比用其他动物做完再用于人可靠吗？所以说中药的知识是更可靠的知识，我觉得中药的可靠性要远远胜于实验室出来的结果。

六、中药是重复检验疗效可靠的药品

鲁：中药已经吃了几千年了，都拿人试出来的，好和坏都是人试出来的。这个还需要你现在去认证吗？为何要看那耗子点头不点头？全世界每个人和每个人都不一样，凭什么都规定一个标准呢？全世界的人用同一个标准衡量，合理吗？说高血压是 10 万人、100 万人测出来血压的平均值，那这 100 万人有没有一批比这血压值低的？有没有一批比这血压值高的？把比这高的就算高血压了？把低的就算低血压了？合理吗？

贾：从统计学的角度来讲，只是说能把 95% 的划分在界内，另外的 5% 也属于正常人、健康人，但是它没有进入到这个区间里边。

鲁：凭什么他们不算正常人呢？

贾：一旦跨出那个范围以后，有很多是不正常的。

鲁：不正常当中，把正常的糅进去了？

贾：是的。统计学是一个相对正确的东西，不是一个绝对正确的东西。

鲁：比如说用100只耗子做实验，全世界没有完全一样的人，全世界有完全一样的耗子吗？

贾：鲁老师这个提的非常好。正因为是这样，所以他采取了统计学办法来找规律，只能是找一个趋势，是做比较、找趋势。

鲁：这种实验现在被认为是科学实验，其他都不科学吗？

贾：其实咱们中医是用人总结出来东西，跟这些实验本质上没什么不一样。中西医之间在争论科不科学，西医拿来攻击中医的一个最关键问题就是中医疗效的可重复性问题，说中医没有可重复性。真的没可重复性吗？是按照他的设计没有可重复性，要是按照我们中医的原理，阳虚用温阳药，谁都能重复出来，这难道叫没有可重复性吗？它重复了几千年都是有效的，这还不叫可重复性良好吗？用这个来攻击中医，这是不对的。这是设计方法的问题，而不是说中医的东西真的不能重复，所以我觉得，我们学中医的一定要提醒自己，我们不能用他们的鞋来量我们的脚，这是不可以的。中医的信心怎么来？是因为不知道中医是怎么回事，又受西医的影响，然后中医自己倒没了信心，我觉得这是一个非常关键的问题。

七、中药有毒无毒

贾：鲁老师，刚才提到药性里的有毒无毒的问题。昨天，有个学生问我，"贾老师，中药是不是都有肝肾毒性？"你看他的提问全都是西医的问法。我说至于有毒无毒，能不能产生有害的作用，真的不取决于药物本身，而是取决于用药的人，如果医生用错了，人参有毒，如果用对了，马钱子无毒，砒霜无毒。为什么？首先得对症。中医强调辨证论治，有这样的证据才可以用这样的药，中医的这种办法就是为了避免药物的中毒，才确定了这么一个辨证论治的原则。有毒无毒不取决于药物本身，还有一个药量的问题，一瓶敌敌畏倒到大海里边，我相信大海里边所有的动物不会被毒死，但是如果用几滴敌敌畏放到一个小鱼缸里，我相信所有的鱼都会死掉。敌敌畏有毒无毒？所以说有毒无毒，还要考虑量的问题，不但要用对，用的量还要合适。另外我给他举了个例子，我们认为无毒的东西，有没有毒？葡萄糖有毒没毒？没人说葡萄糖有毒吧？但是你吃多了，生病不生病？造成不造成脏器损害？既然造成了，那还有毒没毒？无毒的你超量了，就有毒了。有毒的，在安全剂量范围内，仍然是无毒。所以我一直在强调一个观点，有毒无毒的这个药物属性实际上是指一般情况下，你用同样的剂量，会不会导致中毒，它是这么一个概念，有毒无毒是这样谈的，而不是说这个药一定有毒或一定无毒。

鲁：我没退休的时候，北京中医药大学宣传部说有一个记者想采访我。他说，鲁老师，我就想问您一个事儿，中药的毒性您怎么看待？中医有句老话，叫"是药三分毒"。哪个药用错了，这药就有毒，对人体不利，就有毒。徐大椿写过一篇《人参论》，他写《人参论》时候就说，滥用人参者图财害命。为什么？儿子孝顺老父亲，带老父亲看病，大夫一看，老父亲年纪大，就给用了人参，结果越吃越坏，吃死了。财也图了，命也害了，图财害命。过去有一句俗话叫"大黄救人无功，人参杀人无过"。药物用错了，就不好用了。食物呢？比如说这两天你上火了，我请你吃水煮鱼，无毒吧？请你吃三天，吃上三天什么感觉，你自己知道。饭馆里哪个东西是有毒的？都是无毒产品，吃三天呢？比如你拉稀了，今儿给你送点香蕉，明儿给你送点梨，绝对是爱护你、关照你，给你送的香蕉、送的梨，你吃吗？吃完你肯定知道你拉稀好不了，肯定要加重。这就是说，食物和药物之间没有明确的分界，中医永远是药食同源，都是地球上长的。刚才你提到砒霜，卫生部长陈竺就研究砒霜治疗白血病，他也是从一个老中医那儿得到的启发。

八、传统中药理论的核心是什么

鲁：传统中药理论的核心是什么？中药理论就十二个字，"四气五味，升降浮沉，归经引经"，就这么十二个字。用这十二个字怎么解释这个药是解表药？怎么解释这个药是解毒药？怎么解释这个药是化痰药？这十二个字和解表药、化痰药、止咳药等等没什么关系，解释不了。咱们随便举个例子，说发汗的药都叫解表药，发汗的药都是什么，都是辛味的，辛味都是解表药吗？辛味都不是解表药吗？说不清楚。过去中药分类就按照四气五味、升降浮沉这种分类，所以《本草纲目》才不把药按照功效分类。李时珍研究中药一辈子，这一辈子为什么不把中药按照功效分类？而按照草、树、花、果，按照这种分类，他分类的方法基本上是植物分类法，那也就说明中药的药效，绝对不是用"四气五味、升降浮沉"能归纳清楚的。你去看《中药大辞典》，每个药物历代医家描述的四气五味都有差异，有时候是温的，有时候是平的，有时候微温的，医家对每个药物的认知都不完全一样。这个药到底性味是什么，是苦的，是微苦的，还是不苦的，说法不一；是温的，是偏温的，是平的，说法不一。中医对药物的认知一直在变化，但不会有那么大差异。

九、要充分认识到中药的整体趋向性和功效性的统一

鲁：现在中药学，基本是把药效放在第一位的，而我们传统中医对一个药物的认知是怎样的呢？中医认为人体是一个整体，药物对整体的作用是第一位的，也就是它整体的趋向性是第一位的。中药有两个问题，第一是总体的趋向性，第二就是个体的功效性（就是对局部治疗的功效性），中药是整体趋向性和个体功效性结合的一个东西。我的学生贾德贤提出一个药象概念，可以用药象来调整人体藏象的失调。这个理论在过去所有的博士生论文里头没人提出过，我非常同意他的观点。趋向和功效谁是第一位的？趋向性是最重要的，是它的中心，所以我们对药物的把握，要从总体的趋向性来把握。《内经》的"热者寒之"，是指热证病人就应该用凉药。"寒者热之"，是指寒证病人就应该用热药。为什么药物要分寒热呢？寒热之性是怎么回事？是人们吃它以后的感觉，总体的感觉。这些理论基本是中医的第一理论。中医理论里讲"辛甘发散为阳，酸苦涌泄为阴"，中医把五脏与酸苦甘辛咸的关系讲得很具体，说酸味药入肝，跟肝的藏象相关，苦味药就清心火，这些不但指导中医对药物的认知，也指导中医对食物的认知，所以中医老说药食同源。这个药食同源的思维也贯穿在老百姓的生活当中，由于不同地域的气候环境、自然环境对人体的健康的影响，人们在不同地域就形成了自己独特的生活习惯。人们常说"南甜北咸""东辣西酸"。东辣就是说山东人喜欢煎饼卷大葱。西酸是指山西、甘肃喜欢吃醋，敦煌地区有一句谚语叫"盐改精神醋改乏，甜吃多了摔马趴"，就是甜的吃多了腿软。上海人爱吃甜的，上海人腿都软吗？不会的！这就是生活习惯是适应当地环境的。到西南地区，四川、云南、贵川都吃辣椒，为什么吃辣椒呢？为了适应当地潮湿的环境条件，四川地区是偏于寒湿的，为了防止湿气，多吃一点辛辣的东西。关于中药的这十二个字"四气五味，升降浮沉，归经引经"实际上是对药物整体的把握，是正确的，是通过上千年的实践总结出来的，它很有意义。

中医有一个特点，各地擅用的药不一样。比如附子这个药，云南有个名医叫吴佩衡，外号人称"吴附子"，在他的著作《吴佩衡医案》中附子药量最多的时候一服药250g，可是我们现在《中药大辞典》说附子用量不能超过10g，这是国家给规定的剂量，这剂量合理吗？不合理怎么办？

十、药物的五味是如何起作用的

贾：药物的作用和五味是密切相关的，药物味道是如何起作用的呢？我觉得一个是通过味蕾直接影响到我们的感官，进一步到影响到我们的心灵，然后影响到我们脏腑协调。从中医的角度来讲，五脏是相互协调的，情绪反应也是相互影响相互制约的。一定味道的药物进去以后，患者会有一个特定的心理反应，他就会对整体产生相应的作用。分别弄杯黄连、白水、糖水往那一放，你看品尝者喝后的表情肯定不一样，产生的作用也不一样。这说明对心理层面上的作用可以进一步影响到生理。对某些人，药物在心理层面没什么作用，但是直接影响到生理层面，最后可以产生良好的心理效应。我有一个体会，以前对中药的"酸苦甘辛咸淡"的治疗作用的理解上，一直觉得这个淡味应该没啥重要作用，后来我觉得中药真正起大作用的反而是淡味的药。为什么有这个想法，像这个茯苓啊，扁豆啊，山药啊，这些都是淡味的，但是这些药的作用确实都还很大，因此使用频率极高，谁都离不开这些药，我就琢磨这个事儿，结果有一次我真正认识到了淡味药强大的生理作用。我在研究西药每一个药味道的时候，我看到胰岛素这个药，胰岛素是平时我们体内就存在的一种物质，我们体会不到它的味道。平时都是注射胰岛素，谁也没说去尝尝胰岛素什么味道，但是这个胰岛素确实是无味，没有味道它反而作用很强大。你多用点儿就会导致低血糖，少了就会血糖升高。反过来我再重新认识中医淡味药的作用，我明白了淡味药为什么使用频率那么高了，因为我统计过，历代医家处方里边，像茯苓啊，山药啊，这都是使用频率极高的药，因此我们不能忽视淡味药。淡味药到底怎么起作用，它在心理上没有产生任何作用，它直接就从生理上作用于你，然后就产生了我们心理的一些反应，这样就对整个身心起到调理作用。药效取得有两个方面，一个是从五味影响心理到进一步影响生理，一个就是五味先影响生理然后进一步影响心理，通过了这两个方面，使整个人的身心产生了一系列变化。正因为心理生理之间有这样的相互影响，所以说我们的中药通过调节生理来治疗心理疾病，也可以通过心理反应来治疗躯体上的疾病，这是我学习和实践中的一点点体会。

鲁：确实。现在中药学的分类方法实际是不科学的，因为它是按照西药的分类法，说这类药是消炎药，这类药是降压药，这类药是解痉药，这一类药是恢复脑神经功能的药。中药分类本来并没按照什么功效分类，因为它的理论根据就是"四气五味、升降浮沉、归经引经"这十二个字。这十二个字把中药的几千种药物给分得很清楚，是通过临床的实践总结出来的。比如说石膏这个药，咱们现在中药学里头是当清热药使用的，但石膏这个药在临床上用得最多的是什么，就是它是个寒性药，药性里说石膏这个药辛、甘、大寒，味辛。

贾：其实石膏也是淡味啊。

鲁：对，现代研究石膏是氢氧化钙，不溶于水，不溶于水那熬石膏干吗，所以现在人们都在琢磨石膏是不是它里面的微量元素起作用。现在有的方子比如张仲景的麻杏石甘汤到现在还起着重要的作用，治疗小儿肺炎等有不错的效果。

十一、中药药物功效与身体特定状态密不可分

贾：我觉得还有一个问题就是药物作用的体现与机体疾病状态的关系。我们说的药物的升降浮沉、归经、有毒无毒不是在任何情况下都是这样的。比如我一个健康人，我要吃山药，可能显示不出任何作用。

鲁：对。

贾：我吃茯苓也没有任何作用。

鲁：对，不还有茯苓饼卖吗？

贾：我吃小麦也不会有什么作用，但是如果说这个病人他得了脏躁病，他吃小麦就会治好病。脾虚泄泻、脾肾不足用山药就能治好，所以我就觉得这些药物它的所有描述的功效都取决于疾病状态，就是说我们对它的作用的认识是来源于这些药作用于疾病状态下产生的结果，而不是作用于正常人的结果。为什么要提出这个问题，现在的药理研究，我们中医也用了一些西医的动物模型，全部都用的是健康动物，咱先不说这个种属之间的差异，咱们就先说这个动物它根本就没病，你怎么能研究出它的归经？它的有毒无毒？它的作用强弱？

鲁：对，给它造个病。

贾：然后去给动物造病，但是，造的病和人体的病又差很多。我们认识

药物寒热温凉的时候，一定是和疾病状态结合起来的。很多人没有清晰地认识到这个，他们攻击中医的时候就会说，你说这个是寒凉药，那我吃吃看能不能拉肚子，你说这个是补药，那我吃吃看能不能补我。你不虚它怎么能补你？对不对？我们要心里边清楚这个事情的时候，遇到攻击中医的人你就有理给他讲了。

鲁：对，我同意。

贾：因此，我觉得这个问题大家应该重视起来。

鲁：中药是得病的人吃了就管事，若好人吃了就没事。但过去的古书有一句话"是药三分毒"。有一天一个记者采访我的时候问我说"鲁老师，你给我谈谈中药的毒副作用吧"，我跟他开了个玩笑，我说吃饭都有副作用你信吗？你吃饱了我再给你拿两个馒头吃，你说是营养你呢，是让你长胖了呢，还是吃撑了呢？吃撑了是好作用是坏作用啊？所以对一个药物的认知，在什么地方用多大的量，是大夫应该把握的一个东西。

贾：鲁老师这个例子挺好，这就好像这个人虚弱到需要四个馒头的时候，这四个馒头对他一点毒副作用都没有，如果他一点儿都不虚，你给他四个馒头就有毒了，过量了嘛，是不是？所以说这个有毒无毒的问题取决于人体当时处于一个什么状态，应该这样来理解。包括我们讲的"是药三分毒"，实际上你用对了它不是毒，你用不对它就是毒。至于三分毒也好，五分毒也好，十分毒也好，全在使用医生的水平上。

十二、似懂非懂的"升降浮沉"

贾：鲁老师，还有一个要给我们聊一聊，就是中药的"升降浮沉"。我们在学这个的时候，大家似乎也理解了，说这个药的药性是升的，那个药性是降的，似乎能理解，但是一到临床用的时候，它降什么、升什么呢？实际上心里不太清楚。举个例子，经常有人说，血压高，你还用桔梗、升麻，还给他用升的药，这个对不对？说到降，有的说血压高你就用牛膝，用重镇药，这些都是降，难道降就是降血压么？

鲁：中医强调的是人体气的升降出入的协调，《素问·六微旨大论》说："出入废则神机化灭，升降息则气立孤危。故非出入，则无以生长壮老已；非升降，则无以生长化收藏。是以升降出入，无器不有。故器者生化之宇，器散则分之，生化息矣。故无不出入，无不升降，化有小大，期有近远，四者之有，而贵常守，反常则灾害至矣。"对一个人来说，人也是一个器，人这个器当中升降出入一直在运行，所以人体每个脏腑，都有脏腑之气的运行，中医的脏腑也是相反相成的。例如，肺能宣发和肃降，宣发是散了，肃降是降了，有散有降，这才是肺的功能。心是藏血的，心是主血脉的，主运行血的，这和现代医学认识的心脏功能差不多，但是心藏神，神要内藏，神不能外泄，外泄多了就伤心气，所以心也是一开一合的。比如脾，脾主运化，运化水湿，运送水谷和水谷精微，这都是气的运行带动水谷精微的运行。脾统血，脾统血的作用就是脾气在统摄血，是收的，也就是一个是运一个是收的。肝主疏泄又主藏血，肾主气化又主藏精，气化是散的，藏精是收的。所以人体五脏六腑都是开合相合的，有升就有降，有开就有合。所以用药的目的是要把气调整好，也要开合相合，气运行开了，该降的就降了，该升的就升了。

贾：我觉得鲁老师您讲得挺好，但大家对这个升降认识过于笼统，就容易出错误。您刚才谈到每一个脏腑都是升降出入同时存在的，讲升的时候就要讲帮助哪个脏腑升了，该降的时候就要讲帮助哪个脏腑降了，这时候再谈升降治法用的是不是合适。我觉得现在大家在谈这个的时候已经很泛泛，似懂非懂。老师不知道弄明白没有，学生更是听的云里雾里，我觉得现在教材里边讲的都是不明确的，如果我们落实到具体脏腑功能的升降出入，从这个角度来谈药物的升降浮沉，实际指导价值就大了。

鲁：中药学在发展的过程中，有个医家叫张元素，张元素是李东垣和王好古的老师。他提出来的中药分类就很有特点，根据"风生升、热浮长、秋燥收、冬沉藏、湿化沉"，将中药进行五种分类法，把所有的中药按照"生长化收藏"来分类，按照五行把中药分成五大类。中药多是植物啊，植物有生长收藏的过程，什么时间这个药是升的，凡是升的药就放在"风生升"的药物当中，以此类推。

贾：现在中医教育里边正好是忽略了这一部分。刚才您提到张元素的那种分类方式，在现代中药学里边几乎不谈这些知识。我觉得如果想了解这一部分内容，真的是要从张元素的《医学启源》中看，那里边有，也比较成系统，讲得很清楚。

十三、药材如何才能"药食两用"

贾：还有一个问题就是药材的药食两用，我们经常说这是药，这是食品，但是还有一部分呢，既是食品也是药。实际上我觉得两者中间没有一个明确的界限，因为事实上是没有的。为什么说事实上没有呢，关键是取决于量。比如说附子，一般来讲在我们大家脑子里边谁也不会把附子当食品，但是您讲到在云南、四川那些地方，人家煮肉都要放附子，它就是食品了，已经作为一个食品添加剂了。现在我们都喜欢生搬硬套地把它划分成药、食品、药食两用品，实际上我觉得关键是剂量，如果说在剂量上把握好了以后，食品也是药，药也是食品。

鲁：我认为食品和药品之间有个区别点，人生命活动过程中必需的东西，每天需要摄入的，就是食品类的，所有食品基本上不大热不大寒，吃着比较好吃，口感比较好，有一定营养价值，这种情况基本上都是食品。中医特别讲究吃饭，吃饭做菜时这菜里头放好多东西，少量搁能调和口感，这就是调料，调料的很大一部分都在中药里，比如花椒、大料、葱、姜、蒜，这些东西，中医大夫开方子的时候经常开。

十四、药物归经研究中的乱象

贾：还有一个现在我们必须要谈的问题就是有关药物归经。药物归经，如果说没有现代西医介入的时候，我们觉得中药讲的药物归经主要是指药吃进去以后在哪儿起作用，指的是单一口服途径给药，或者是外用，它最后产生什么样的作用，再影响到哪个脏腑，我们就说这个药归经到哪儿。实际上给药途径跟归经之间的关系还是很大的，除了生理病理状态不同，归经不一样以外，给药途径也很重要。比如说人参，归脾胃，它制成注射液直接血管里面给还归脾胃经吗？这是我们面临的一个问题。到底什么叫归经？这个给药途径和归经之间有什么关系？现在人们不怎么重视归经学说了，所以说在这方面也就不再深究了，但是我觉得还是应该深究的，因为不同药物的不同给药途径产生的作用确实不一样。最明显的例子，比如说芒硝，我们说它归胃与大肠，通腑泄热，我相信就是弄一盆子芒硝水去泡一泡澡，也不会拉肚子，绝不会拉肚子，在某种程度上可以说给药途径决定了药物的归经。我们大多数的药物归经结论是依据口服药物后产生的作用，所以我们在学习古人有关归经理论的时候，脑子里边应该始终保持清醒，这是吃进去以后的归经效应。

鲁： 通过胃肠的作用。

贾： 对，通过胃肠这个门，进去以后它走到哪儿，然后在哪儿发挥作用，那个才是古人讲到的归经。

关于归经我原来专门写过文章。咱们现在研究归经有几种方法，一个是这个药进去以后主要聚集在什么地方，它用同位素标记，然后说聚集在这儿，所以说归这儿。实际上我觉得这是一个非常严重的错误，为什么呢？在哪儿多，不一定在哪儿产生作用。我们讲的归经，是依据其产生的作用，是从效应的角度来讲的。比如说，有人在讲，某个药归肾经，为什么呢，你看它测得那个尿里边含量最高，那吃进去的东西都从肾脏排泄，你统统都归肾经吗？吃进去以后都要先通过门脉循环到肝脏，你能说都归肝经？那你一口咽下去都在胃，所有都归胃经？这个肯定是不对的。

鲁： 这种认知确实不对。

贾： 这是认识不对，这是对归经的一个误解。实际上归经是从它的药理效应来讲的。

鲁： 通过药理效应来考虑它到底归到哪一经，这归经是从藏象的角度来说的。

贾： 对，是从藏象的角度来定的。

鲁： 我非常同意你的观点。第一，药物都由胃进去，由肠子出去。要是喝的饮料都得通过小肠到肾脏，那能说都归肾经，都归脾胃，都归肝脏吗？那样的话就没有肺经了，没有归肺经的药了。

贾： 因此，我们在学习中药、在谈中药传承的时候，这些最基本的东西我们心里边必须清楚，要不然传承研究下去，最后都变了味道，到时候会出现反回来否定中医正确性的现象。

十五、方剂的君臣佐使

贾： 前面咱们把药的相关内容说完了，下边讲一讲方剂里有关的内容吧。

在现代方剂书里，一般说到组方的时候，非常强调"君臣佐使"，那么"君臣佐使"到底怎么来确定它？这里边有几个方面的依据就可以定它是君药，有几个就可以定它是臣药，到底是依据什么来定的，就这个问题您给我们聊一聊吧。

鲁：中医方剂学讲"主病之谓君，佐君之谓臣"，就是针对这个病的主体病症的最主要的药就是君药。"佐君之谓臣"就是佐着这个君药配伍的那个药就叫臣药。但中医书中也有很多不是按照这个来组方的，例如赵绍琴教授爱用的一张方子叫升降散，升降散有四个药：姜黄、僵蚕、蝉衣、大黄。杨栗山《伤寒温疫条辨》后边十几张方子都是以这个方子变化而来的，这张方是第一张方。赵绍琴医案里有好多方子都有姜黄、僵蚕、蝉衣、大黄这几个药。我琢磨这几个药谁是君药呢？谁是臣药呢？升降散是升为主呢，还是降为主呢？有一天我就问王绵之教授，他第一句话说"治疗有法则"，法则是治疗的一个规矩，就是这病来了以后你用一个什么法则给人去治这个病，这是"治疗有法则"，第二句话就是"处方无规律"。这两句话非常值得我们思考。

贾：咱们教材上虽然讲"君臣佐使"，实际上很多时候根本就没有按照"君臣佐使"这么一个规矩来组方，所以说在临床上也不必刻意地去强调这个。我觉得在方剂学里边，看到这一张方子的时候，还没看是什么病，就说这里边哪个是君药，哪个是臣药，哪个是佐药，哪个是使药，完全撇开了方剂适应证去谈"君臣佐使"，实际上是不对的。很多人一看方子里边哪个药用量最大就认为这是一个君药，我觉得是不对的。为什么说不对？量大不一定就是君药，因为他没有考虑到这个药物作用的强度，量大也未必就是这个方中针对主症的药，撇开了适应证，根据药物剂量去谈，实在是要不得。

鲁：绝对要不得。

贾：我经常说，方中白术用了100g，甘草用了30g，但是砒霜用了0.1g，那这里边你说哪个是主药啊？这里边砒霜作用强啊，虽然它量少。若按量来说，这个不能定君药臣药，但是咱们现在很多方剂分析的时候，都在讲量大是君药，这个要不得。我觉得在学中医的时候脑子里边一定要清楚这个。既不能按药物重量也不能按药物体积来确定君臣佐使，只能根据药物和主症的关系来确定。

鲁：一定要根据病情来考虑所开方子哪个是主药。在中医传承工作中，徒弟是和师傅最近的人，处方中哪个药是主要药，哪个药是次要药，一定要多问师傅。

贾：鲁老，围绕"君臣佐使"就谈了这么多。实际上在组方的时候，我们还是有原则的，不可能说随随便便组个方子，我们一般情况下要考虑到哪几个方面必须要做到。

鲁：开一个方子应该是多角度考虑。一个病人可能有好多症状，那么看病时候怎么考虑呢？第一是要考虑他的主要症状是什么，次要症状是什么。最好用某个药既能解决他主要症状，又和次要症状之间没矛盾。比如病人咳嗽，治疗咳嗽这个症状有好多药，各种各样药有的是，有寒性的，有热性的，有润下的，有通便的，有止泻的等等各式各样，那么这时候你用什么呢？假如这病人还有大便干，那就应该选既通便又止咳又化痰的药。比如咱们常说的瓜蒌，这时候瓜蒌就可用，这样选药和主症兼症都不矛盾。另外，有人说有痰时止咳不用五味子，可张仲景的原方里头就有五味子。

贾：张仲景明言咳者加五味子、干姜，他就是这么用的。

鲁：他的思维是什么？而我们的思维呢？现在谁也不说咳嗽吃五味子，甚至有人说吃五味子会憋死人。大家都把五味子作为收涩药，咱们中医老说宣肺止咳，你凭什么用收涩药？所以大家用五味子就好像有点谨慎了。还有一个芍药，我们谁止咳都不用它，但是张仲景止咳时候就用白芍、五味子。那张仲景用芍药是何意呢？中药学里说白芍是柔肝缓肝的，跟肺没关系，所以咱们就不用芍药，但你看张仲景的原方，小青龙汤里头就有芍药，那么芍药是止咳的药吗？小青龙汤是止咳的，那么里面的芍药是在止咳吗？我们知道，肺脏的宣发肃降、开和合之间是协调统一的，实际小青龙汤中麻黄桂枝是宣散的，宣散太过了好吗？不好！宣散太过不行，还得收一点，那么白芍、五味子就有点收的作用，这样收散协调才能把肺的功能恢复正常，所以小青龙汤里头，既用白芍、五味子酸收，又用细辛、干姜温散，这样就是有开有合，才能恢复肺脏的功能，临床不用白芍、五味子配细辛、干姜这四个药效果就不好。

贾：对，确实是存在这个问题。

鲁：临床中把这个药组一分开，就乱套了。

贾：这就是一个小的药物集团。

鲁：对，这就是张仲景他自己的配伍。

贾：研究每个医生个人的这种药物配伍，对指导临床用药确实是太有价值了，因为是他固定下来的东西，就是反复验证可靠的东西。

鲁：对，这就是医生本人认识到的规律。

贾：我们在临床组方的时候，还有一些要考虑到的，一个就是始终围绕病情，第二个就是选药尽量兼顾，再一个就是所用药物不能增加新问题，比如选的止咳药不能加重或引起胸闷。

鲁：没错。

贾：所以我觉得这些都是一定要掌的原则，组方时候必须考虑这些具体东西。

鲁：假如这个药有五个功效，如果有四个功效都和这个病的症状是一致的，这个药就可用。如果其中有一个功效，可能和这个病不符合，就用第二个其他药材来反佐，把这个副作用给它降到最低。例如，叶天士治疗感冒病一共有十二个医案，这十二个医案里头它有个共性特点，都用了桔梗和枳壳。桔梗咱们知道是升的，是散的，枳壳是降的，它们一开一合透达气机。你说这俩药和感冒有什么关系？说桔梗还可以治嗓子疼，咱们有个桔梗甘草汤，桔梗可以。那枳壳呢？什么病人吃枳壳？他就是一个升的一个降的，这升降是什么，是调理人体气机的，这气机调理开了，那感冒就可以治好，所以叶天士那些方子里头基本都用桔梗、枳壳。你看现在血府逐瘀汤也是桔梗、枳壳。血府逐瘀汤，明明叫血府逐瘀，那加桔梗和枳壳干什么？用中药的时候，围绕气机的紊乱，到底是怎么紊乱，是升的多了，降的多了，是开的多了，还是合的多了，这点也是每个中医大夫一生都应该考虑的问题。

贾：这个我觉得应该作为一个组方原则，就是一定要按照生理的、自然的特点，让它来恢复正常，始终要围绕这个来组方。

鲁：你用过量了，也不见得就好。

贾：那就再加一个原则就是适度。

鲁：今天我看了个病人，上次我给他用了姜，姜一多了以后，温了，热了。这个病人原来用过附子，用附子以后就出现燥象了，但是这病人下寒上火，脸是红的，我给他家长说这个病人可以用肉桂，因为桂附治病的道理是不一样的，附子"走而不守"，肉桂"守而不走"，所以中医"引火归原"不是用附子而是用肉桂。又比如现在很多病人上火牙疼、慢性口腔溃疡，我基本上都会给他用肉桂。一用肉桂以后，病人很快就好了。我看过台湾一个几年口腔溃疡的病人，当时大概吃了不到一个礼拜药，就彻底好了，再也没复发。口腔溃疡按西医说就是炎症，发炎能用热药吗？一般想法是"热者寒之"，发炎就是上火了，上火就得吃凉药，那吃凉药吃得多了，别人给他治过多少次。后来找到我，我就给他用升麻加肉桂。升麻是个寒性药，肉桂是个热性药。这俩药怎么凑在一块儿呢，肉桂引火归原，升麻清上火，所以这种病人，我现在经常用这样的方子。

贾：鲁老您讲到这儿，我突然想起来，我们上研究生的时候，听过您一次讲课，在您的办公室旁边那个会议室，就说到这个热，怎么能让这个热没了呢，您举了个例子，说比如这一碗水，放在这儿挺热，拿筷子在这儿搅和一会儿就凉了，意思就是你要让它活动起来，它这个热呢就能散出去。

鲁：气要通热就能散，过去中医有句话叫"火郁发之"。

贾：您讲完这个，我觉得挺形象的。我记得小时候吃饭的时候烫，大人就赶紧搅和搅和，搅和凉了给我们吃。您刚才说的火，一个是引火下行，一个是清热，实际上等于是让它动起来，动起来就散掉了。所以，我觉得配伍的时候，组方原则除了我们经常提到的一些大家都熟悉的相辅相成配伍以外，还要善于运用相反相成的药物配伍，就像我们开车，一个手往上用力，另一个手就得往下用力，方向盘才能转。如果你两个手都向下用力，方向盘就不动，两个手都向上用力，方向盘也不动，只有相反才能相成。但是，很多人在想问题的时候，忘了这是一个圈，是一个太极，他忘了这个了，他老想着是一根棍儿，两个都压它就下，两个都抬它就上，事实上很多事物运动方式都是环性的而不是线性的，因此我觉得临床组方时相反相成可能起的作用更大。

鲁：所以，中医方剂配伍里头有很大的学问。

贾：对，这里边学问太大了。

鲁：是太大了，说老实话，一辈子学处方用药，到最后还是存在处方用药不精的情况。

十六、对药物七情配伍的曲解

贾：刚才咱们围绕着药物组成和病情关系谈了组方原则方面的问题，但是组方里边实际上还非常强调药物和药物之间的相互关系。这个在咱们中药学里叫药物七情。七情实际上从古至今似乎大家的解释基本一致，但是有一个，就是"单行"，到现在为止都是有争议的，那么您就再给我们说说这个"单行"吧。

鲁：人有七情，是指人受各种环境影响后的七种情绪反应，包括喜、怒、忧、思、悲、恐、惊。药物七情，是指不同药物相遇后相互作用出现的七种变化情况，包括单行、相须、相使、相恶、相畏、相反、相杀。单行实际上就是药物配伍到一块儿，每个药各起各的作用。

贾：那就是这两个药要配合使用的时候，互相不相干，各起各的作用，这就叫单行，根本不是教材讲的"用单味药就能发挥预期治疗效果，不需要其他药辅助"。

鲁：也就是说所用处方中药物之间不见得都会有什么相互关系。

贾：药物之间不发生关系，但是对于病情来讲又是合适的，这就是一个单行的配伍。关于药物七情的其他六个方面，人们在认识上分歧不大，所以就不必再谈了。

十七、"十八反、十九畏"质疑

贾：在讲中药讲方剂的时候，十八反、十九畏始终是一个被非常关注的问题。从现在的研究来看，大家正在逐渐突破它，认为十八反的药配在一起没事，十九畏的药配一起也没事，鲁老，您给我们谈谈您的看法。

鲁：比如说半夏，十八反说"半蒌贝蔹及攻乌"，临床上，如果乌头和半夏放在一块儿使用，附子和半夏放在一块儿使用，医生得签字，如果出了医疗问题医生得负责任。我看过很多病人，经常半夏、附子一起使用，例如有个严重水肿恶心的病人我给他开了真武汤（苓术芍附配生姜），同时用了半夏，当时附子用到30g，我又加了十几克半夏，病人吃药后水肿很快消了，并没有发现任何副作用。从张仲景开始，半夏、附子就一块儿用了，例如《金匮要略》的附子粳米汤和竹叶汤加半夏即是，张仲景的方子里头都可以用，那凭什么我们现在就不能用了呢？

贾：具体系统提出十八反、十九畏是哪位医家的著作？

鲁：应该是《雷公炮制药性赋》里提出来的。

贾：在临床上我也是经常这么用的。附子、半夏经常合用治疗胸痹心痛，也都是双签字，一点事儿都没有，非常好用。还有比如甘遂、甘草合用在临床上也是一点儿事儿都没有，早在张仲景《金匮要略》的甘遂半夏汤里就把甘遂、炙甘草合用在一起。

鲁：对呀，你说这些规矩能不能突破？到底怎么突破？可能需要大量的实验，最后才可能突破。

贾：您认为古人是怎么总结出这个十八反、十九畏的？

鲁：可能是有的医家合用相关药物时出过事儿后推论出来的。

贾：可能有过出问题的，然后就把他记录下来，提醒大家以后注意如此配伍使用。

我记着有文献里边说到过，其实这些十八反、十九畏，都是可以用的，都没有问题。但是我想，古人之所以提出来，一定是他遇到了一些临床的意外，一些特殊的情况，然后就把它们这么总结了。我觉得古人这个也不是空穴来风，肯定是对某些人，不能够配起来用，这确实需要我们进一步总结其中的规律。

鲁：现在大家都知道，有的人是过敏体质，到底对哪个东西过敏，需要仔细观察分析才能确定。原来说青霉素都不过敏，那现在为什么青霉素都要打试验针呢？因为青霉素过敏的人越来越多了。我们不了解过去那个时代，不知道有没有这样特殊人群的人，恰巧遇到所谓的反药搁在一块儿使用出问题了呢？这个不清楚，也没法考据。

贾：古人记载的十八反、十九畏只是一个结论，没有一个过程的描述记载，成为一个处方用药规矩的同时也成了一个谜。

鲁：对，但是这规矩谁也不敢轻易破除。你看药房里都是把十八反"半蒌贝蔹及攻乌，藻戟遂芫俱战草，诸参辛芍叛藜芦"这几句话写在上头，药房的人不是医生，他要根据你的方子来抓药，但是药房不能违反这个规矩，实际目的还是为了患者的安全，多一个安全屏障。

十八、什么是"水土不服"

贾：我们中医经常讲，实际教材不怎么讲了，但是老百姓都还在讲这个问题，就是水土不服的问题。小的时候，大人讲水土不服，上大学的时候也没明白什么叫水土不服。后来，我慢慢理解了，这个所谓的"服"，就是习惯的意思，就是能够承受了，就叫服了。我们经常说"我服了你了"，那就是我佩服你。这个水土不服就是我们换了一个新地方，对那儿还不能习服，还得慢慢去适应。习，实际上就是个适应的过程，没有这个"习"的过程，就没有"服"的结果，没有"服"的话，我们自己就难受了，这种情况叫水土不服，我是这么理解，不知道对不对。

鲁：没错，没错。

贾：这个也应该在我们的传承里边，让大家知道，要不好多概念出来，连啥意思都不知道。

十九、同样疾病为什么不同地区用药会有很大差异

贾：同样疾病为什么不同地区的医生用药各不相同?

鲁：上海有上海的生活习俗，你开方子要符合上海人的习惯和体质状况，四川你应该根据四川人的习惯去给他开方子。主要是一个地域的气候环境生活条件和另外一个地域的是有差异度的。就饮食习惯而言，俗话说"南甜北咸、东辣西酸"，东辣是指东部地区多吃葱蒜，西酸是说西部地区喜欢吃醋，山西、陕西、甘肃敦煌都有吃酸的习惯，我曾经在敦煌医疗队待了几个月，当时我在的那个公社叫党和公社，那地方有一特点，面条煮完了以后，往里头倒半盆子醋才吃。

二十、何谓道地药材

贾：中药药效跟这个药物的产地、采收季节关系很大。中药里有"道地药材"，就是某些药物只有在特定产地长出来的才有最好的功效，这表明同一种药材不同产地时质量是有很大差异的。假如大家对这个道地药材不理解的话，我们可以从日常生活中得到启发，比如说葡萄，长在新疆那个地方的葡萄就特别甜，长在其他地方的就没那么甜，同样是一个品种，就是因为产地不一样，它的味道就不一样，它的作用也不一样。还有大米，你看东北的大米好吃，东北的豆子好吃，南方的大米咱们北方人吃着就觉得不好吃。药品也是这样的，有地域差异。

二十一、药物作用与采收时间

贾：您以前讲过"三月茵陈四月蒿，五月砍下当柴烧"，那就是不同季节采下的同一植物，它的作用都是不一样的，所以说中药质量跟采收季节是密切相关的，这个不能够忽视。就像土豆，土豆要是挖得早它就不好吃，熟了才好吃。玉米不到时候也不好吃。我们吃的水果更是这样，比如说桃子吧，刚长的那个小毛桃子就很难吃，非得长大了才甜。这个采收季节和药效之间的关系，我想大家比较容易理解，但是有的时候还真的就忽视了，会想当然认为这个药早采一天晚采一天不会有啥差异，实际上差异是蛮大的。

鲁：是的，我们一定要严格遵守传统的采收要求，才能保证药物的功效。

二十二、不同药物部位的作用差异

贾：古代使用当归分归头、归尾、归身，但是现在就通通都叫当归了，分开来用和合着来用它的差异有多大，这个问题您给我们聊一聊吧。

鲁：实际上差距很大。

贾：现在人们之所以有对不同药用部位功效差异的认识淡化，我觉得还有一个影响，就是受现代药物化学的影响，他去分析成分发现这个归尾、归头、归身差不多，其实他就只是分析了一两个成分或几个成分，然后他就认为差不多。这个结论似乎是科学的，但是实际上正好是反科学的。为什么这么讲，其实我们都不需要用这么一个复杂的分析方式来证明他的对错，我们就用一个生活中最简单的例子，大家就知道他们确实是存在巨大的差别。比如说，我们吃甜瓜，一口一口慢慢吃你就体会到，有瓜蒂的那一端吃下去是苦的，非常苦，到了瓜蒂就更苦。中药用瓜蒂是催吐的，但甜瓜就是水果了，那这两个确实是一个，但是就存在这么大的差异。当归呢也是这样，头、身、尾确实是有很大差异的。人参和参须它们绝对是有很大差异的，虽然化验的某些成分上可能是相近的，但是没有列入化验的那一部分成分应该是大多数。同一药物不同部位功效的差异是古人从长期实践中总结出来的，比所谓的成分化验要可靠的多。我觉得这块儿内容在我们传承过程中真的是不能忽视的

　　鲁：是的，在中药里头，包括我父亲那一代，他们都是当归身、当归尾分着用的，他认为功效是不一样的，但是我学的时候就不这样了，归头、归身、归尾混在一起，就都是当归了。

　　贾：等我们学的时候就更是不分了。我觉得这是传承中不应忽视的问题，应该引起重视的问题，这正好反映出我们中医真的是非常细致的一门学问，而不是笼统的、粗糙的，而是很精细的。我们要学好，得去古书里去学。

　　鲁：但是现在你开中药时候，去药房买当归身、当归尾、当归头都很少能分别买到了。

　　贾：对，通通给混在一起了，我们正好在这儿强调一下引起大家的注意，以后大家重视了就会有分开的归头、归身和归尾了。完全根据有限的化学成分分析就认为它们都一样，就把整个本来正确的东西给误导了。

二十三、药物煎煮的学问

　　贾：有关方药我觉得还需要谈一下药物煎煮的问题。我们到底应该怎么样来煎煮，用什么样的溶剂，煎煮时间有多长，煎煮的火候，这都是实际操作层面上的问题。

　　鲁：实际上不能说煎药的时间越长越好，什么药是先煎的，什么药是后下的，这肯定有个规矩。这个规矩的核心就是：这个药能不能煎好。煎好的关键是这个药有没有浸泡好。就跟咱们喝茶似的，乌龙茶也好，台湾的高山茶也好，必须先把它发一下，把茶叶发起来再泡。可我们现在熬药怎么熬？一个医院里头一上午3000～5000个病人，得用多大的场地煎药？这样煎药，好多病人就有这种想法：不如自己煎的好。这不能一概而论，不需先煎或后

下的药，用现代新工艺肯定有新工艺的好处。过去说用砂锅煎药，而且煎药时候，开锅以后应该换小火，而且煎药当中，煎多长时间应该怎么着，哪是先煎，哪是后下的，应该什么时候煎，应该什么时候下，也都是有工艺的。有些药物成分，比如大黄这个药，先煎和后下和跟一般药物一起煮，绝对效果不一样。大黄里头有两个成分，一是大黄素，一是鞣酸；大黄素是致泻的，鞣酸是止泻的。大黄这个药，你认为它是个泻药，但你把大黄和其他所有药同煎，同煎以后，鞣酸出来多了，就止泻了。所以大黄在外科用药时候，经常同煎，开一两都没事。所以，煎药还是蛮有学问的。

贾：煎药火候是要讲究的。煎药前先浸泡，煎药时一般来说要先武火后文火。咱们中药用的都是汤剂，古人从做饭当中就能够把这个道理展现给我们，比如放葱花，炒菜之前先炝一下是一个味道，最后放又是一个味道，作用也不一样。药物也是这样，刚才您提到的大黄，大黄后下就致泻，久煎就止泻。所以先下后下不是说完全根据药物的状态，而是针对它的作用来的。你想起到什么样的作用，再确定采取什么样的方法。药物煎煮还要考虑药物质地，比如说龙骨、牡蛎、龟板、鳖甲，这些要久煎，为什么？这些东西不好溶，也煎不出多少来，所以只有煎的久，才能出来一些。但是有些挥发性的东西，像治疗外感的薄荷、荆芥、防风，这些东西往锅里一放，马上那个味道你就可以闻到，但是煎久了它就没了。所以说火候、煎煮时间在用中药的时候是必须重视的，要不然最后就会没效果。

再有一个就是溶剂问题，一般来讲煎药的溶剂都是用水，这个适用面比较广，但是有一些药物，古人也用酒煎，经常用黄酒。我觉得用酒煎药一方面是由于那些醇溶性的成分在酒里才能溶解出来，如果你水煎就没效。另外我觉得古人用这个黄酒煎药，还有一个好处在于黄酒都是粮食做的，它里边还有一些其他起效的成分，不仅仅是一个醇溶的问题，如果说古代用黄酒煎的我们都换成酒精煎，那作用肯定也不一样。

鲁：现在酒精里头有工业酒精。

贾：用酒精的话，醇溶性成分煎出率肯定高，但是治疗作用就不一定比黄酒好了。在溶剂的选择上还有一个用的比较少的，醋，我觉得将来也应该在这一方面做一些研究。我们都知道用醋熏一熏，能预防感冒。我有一个生活经验，当感冒的时候，用姜、葱做成汤，倒点醋，喝进去以后很快就一身汗。都说醋是酸收的，但是用上以后就能出汗，出的还挺厉害。醋里边也有很多营养成分，它不仅仅是酸。

鲁：现在醋都制成饮料了。

贾：我觉得溶剂这一块，水、酒、醋还是应该深一步研究的。我搜集了一部分资料，准备把这部分资料整一整，还是挺有意思的。

二十四、药物服用的讲究

贾：药煎好就该吃药了，服药方法也是很有讲究的。你看现在都成什么了？煎好了，一天分两次服。统统一天两次这是不对的，我们古人还是分得很细的，甚至细到了你到几点钟吃药，哪个时辰吃，我们现在都忽略了。鲁老您给我们详细谈谈吧，先谈第一个方面——温度。

鲁：咱们现在好多药都是药房里熬出来的，熬出来的药应该有的是温服，有的是凉服。病人到底适合温服还是凉服呢？一般服用的温度应该是口能够接受、胃肠感觉舒适才好。但是有的病人，有的药，确实要冷服。中药里头有"热药冷服"，能起到另外一种作用。凉药进去以后，要经过胃肠功能的调整，在调整过程中，因为药物的作用，对人体发挥了不同的功效。还有服药的时候，一般都是200ml，一口气喝下去，也是频服。比如夏天急性胃肠炎，上吐下泻，最常用的药就是藿香正气。这个药怎么用呢？不要一次吃太多，一会儿一口，一会儿一口，频服效果是比较好的。如果把药一口都喝下去再全吐出来就白喝了。

贾：鲁老这个经验我体会很深。对于这样的病人，我一般也是强调喝药先少喝一点，停一会儿不吐再喝一点，到最后完全不吐了，说明你就好了。药，我也不主张一下子喝太多，因为万一喝太多，一下子吐出来，一个是病人再也不想喝药了，再一个也没有起到治病的作用，根本没发挥多少作用。所以说，在服药的时候，剂量不要说规定，必须喝100ml，必须喝50ml，或是必须喝200ml，不应该这么规定。

鲁：假如吃这个药呕吐，没关系，吐出来以后缓一会儿，再服一点，他不可能把胃里所有药都吐干净。药吐出来以后再给一点儿，给点儿再吐一点儿，吐点儿再喝一点儿，这样反复几次，慢慢他就适应了。

贾：关于喝药量，我也有体会，有的时候一次喝得太多，一个是咽不下去，再一个咽下去以后觉得胃不舒服。要是一次少喝一点儿，比如我们现在一天2次，分成6次，你就觉得很轻松，喝两口不想喝了，正好过一段时间再喝。现在咱们治疗一些外感病，发烧，都一天两次，这就更不对了。

鲁：怎么不对？

贾：中医治疗外感病都讲这个药先喝多少，多少个时辰以后再喝多少，甚至有叫"后服小促其间"，就是把它的间隔时间缩短一点。

鲁：银翘散在吴鞠通的书里就是一天服4次，它不是说早上吃一次。

贾：我觉得我们现在临床实际中，在这一方面丢掉的太多了。不能认为我们中医都是粗线条的，其实中医是很精细的。

服药还有一个饭前饭后的问题，病人都有这个意识，有时候倒是我们医生注意的不够，什么药应该饭前吃，什么药应该饭后吃，医生应该清楚。一般书上讲，补药要空腹，其他的药可以在饭后1小时，这些都有什么道理，为什么有这样一种认识。

鲁：在用药当中，不管是饭前还是饭后，一般都主张和饭离开一个小时。吃了药以后1个小时你再吃早饭也行，吃完早饭1个小时再吃药也行，饭和药别混在一块儿。实际上药起药的作用，饭是你生命的需要。大多数人认为安眠药睡觉前半小时吃药，但我主张睡眠前2小时吃药，吃完药以后，千万别一会儿又看电脑又看电视剧，静静心，坐下听点轻音乐，然后再睡觉，再加上药物的作用，肯定能睡好。中药的安神药，没有西药作用那么强，中药是植物药，也不像西药对肝脏损害那么大。

贾：鲁老师您说的睡眠药的使用，我基本上也是在这么用。我是有几个考虑，其中一个考虑就是，熬好的中药含有很多水，喝进去太多的水，就得起来排尿，起来尿就影响睡眠，所以我一般也是让他提前两个小时，到睡前上个厕所，然后再躺床上睡。对饭前饭后，我还有一个体会，以前人们特别肥胖的少，现在我在门诊遇到的病人，大胖子特别多，多食易饥，对于这类病人，我在给他用清胃火影响食欲的药的时候，都是让他餐前半小时，不能太早。

鲁：就是让他吃饭少吃点。

贾：吃药后就没有那么强的食欲了，同时进去那么多水，已经占了一定的空间了，并且要告诉他吃到不饿就行，别吃到撑得慌，这样就能把他进食总量减下来，让他的胃变小。

鲁：如果遇到胃底动脉出血，我会用白及、乌贼骨、贝母粉碎过箩弄成细药面，包成小包，一天6次，4小时1次，配合禁食，一般吃完3天后大便潜血就阴性了。

贾：具体服药还要根据疾病特点，有时候是在疾病发作之前，或者之后用药。比如说失眠，肯定要在睡前吃。对于发烧也是主张要提前。

鲁：一般发烧的规律基本上是下午发烧加重，到晚上10点钟左右烧到最高点，12点以后基本退了，基本上发烧病人都是这个规律。在发烧的时候，假如下午开始发烧，你在发烧前给他药吃，发挥药物的作用，别等烧退了再给他药吃。

贾：一般来讲，疾病有规律的话，我们主张提前1个时辰用药。

在服药的时候，经常会遇到有的是喜欢吃咸的，有的喜欢吃酸的，对于小孩来讲苦药他还不怎么吃。那么我们对于不同的人群，怎么让他把药吃进去，我觉得这里边应该也有很多的技巧。

鲁：总体来看都是比较喜欢偏甜的，所以中药里头，可以配伍一些甘味药物，尤其那些特别难闻、特别难吃的药物，千万少给。比如临床上乳香、没药，我就不爱多用，为什么？太难吃了。

贾：是的，一个是难吃，一个是熬的时候粘锅。

鲁：乳香、没药难吃，这类药千万别给他开太多，开的时候给他搁点矫正口味的药物。

贾：我们中药里边大多数都用甘草，甘草除了它本身广泛的药理作用以外，更重要的可能就是这个角色。

鲁：甘草这个药我还特意琢磨过，不管怎么说，它也是药，甘草还分生甘草、炙甘草。生甘草、炙甘草的差别点，中药讲炮制以后要存本性，所以大家都说炙甘草是补益的，生甘草是泻火的，炙甘草仍然存留本性，有它原来去火的那个性。咱们用导赤散，生地、木通、竹叶、甘草，那个甘草就是清心火的。一变成炙甘草我们就认为是补中的，具有补性了，就不认为它有清心火那个性，这是不对的。李东垣、朱丹溪他们在研究甘草，讲补中益气汤的时候，说甘草这个药叫"兼泻兼缓"。"兼泻"就是甘草这个药有点泻火的作用，"兼缓"有点缓冲的作用。可是我们现在讲甘草怎么讲？补中益气汤的甘草就跟党参一起讲了。

贾： 都补脾胃了。

鲁： 中医对补中益气汤怎么理解？大家认为升麻、柴胡是升的，甘草是补中的。升麻、柴胡是寒性是热性的？是凉性的，甘草也是凉性的，这三药是凉性的，是泻火的，所以补中益气汤不是一个纯正的甘温除热的代表方。

贾： 大多数人深入不到这种程度的。

二十五、药物剂型的选择

贾： 最后一个问题就是药物剂型的选择。丸、散、膏、丹，老祖宗给我们分了这么多剂型，在临床上我们怎么选用？比如说丸剂，怎么选？

鲁： "丸者缓也"，对于慢性病一般选用丸剂。我曾经在日本参观一家医院，他把大黄黄连泻心汤制成了冲服的颗粒制剂，那个药里头就是大黄、黄连、黄芩这三个药物，起了个什么名，我忘了。当时我就问医院的院长，我说你这个名字，为什么不叫大黄黄连泻心汤制剂，为什么起那么一个名。他说我这方子基本上和大黄黄连泻心汤是一致的。大黄黄连泻心汤是什么？中医讲"汤者荡也，丸者缓也"，你这个制剂到底是荡是缓？没法回答。中医的方剂里头，拿水沏开了就可以喝的，这是快的。

贾： 我记得泻心汤在《伤寒杂病论》里边就是用开水冲泡的，而不是熬的，但是现在咱们临床上用泻心汤都是去煎了，但实际上人家不是这样，就是开水冲泡。

鲁： 中医方剂里头还有一些药物，比如抵当丸，虻虫、水蛭制成一丸药，但使用时是煮丸药服。

贾： 那个丸药要煮。

鲁： 煮开了喝药汤，不是咱们拿抵当丸搁嘴里去吞，不是那个意思。

贾：古今有关剂型的认识上也存在演变，我们现在说的丸剂就是直接吃进去的。

鲁：我曾经给国家中医药管理局写了一封信，我说咱们现在中药浪费太多了。中药里头像银翘散，药物做粗散剂再煮，煮的时间短，效果还好。所以出了个主意，我说所有的药房配一台粗粉碎机，把药抓好了以后，拿粗粉碎机都给它粉碎成粗颗粒，用布袋包粗颗粒再煮。现在中药资源越来越少，把药省一点不更好吗？

贾：现在主要是一个经济社会时代，卖得多他就挣得多，现在都成了大方子、大剂量，浪费太严重了。丸、散、膏、丹在使用时候应该如何根据病情选择？哪一类应该用丸剂，哪一类应该用散剂？

鲁：说实话散剂疗效不错，但是有时候特别难吃。像台湾的科学中药开方子一次不能超过18g，你可能补中益气汤2g，归脾汤3g，加一块儿不能超过18g。18g分3袋，1袋6g，早中晚分吃。

贾：另外古代讲的这个散剂，不一定都是直接放嘴里边吃。

鲁：有好多煮散剂。

贾：煮散剂，一沸，二沸，喝那个水。

鲁：为什么我提这个建议给国家局呢？我认为这样可以减少药物的浪费。

第十四章 非药物疗法——
恢复健康手段

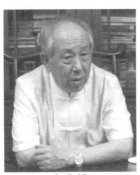 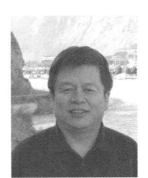

鲁兆麟　　　　　　　　　贾海忠

一、饮食疗法

贾：前边咱们已经把药物说完了，下边咱们就要重点聊一下非药物疗法。非药物疗法在疾病治疗和康复当中的地位是非常重要的，但是由于人们对非药物疗法治病原理掌握的比较少，所以人们一想起来看病，一想到中医，就是喝汤药，实际上不仅仅是这样，应该是很丰富的。中医非药物疗法包括饮食疗法、针灸（针刺和艾灸）、推拿、气功，还包括我们医生平时用的情志调节疗法、香熏、环境更换疗法。比如人有什么病了，要换一个环境，到某些地方他就好了，因此环境更换疗法也应该属于中医里因地制宜、因病制宜的范畴。下面咱们就先谈一下饮食疗法原理和药物治病之间有什么共同和不同的地方。

鲁：饮食方面，就是咱们吃的喝的这些东西，过去中医并不把饮食疗法和药物疗法截然分开。其实中医在吃饭或者喝什么饮料这些方面，它的大理论和中医药物学里的大理论基本是一致的。举个例子，咱都知道腊月初八喝腊八粥，1960～1961年困难时期，那时候粮食都是定量的，想喝腊八粥怎么喝？后来我父亲跟我说，你干脆上中药房去买腊八粥吧。腊八粥里除了大米、白面以外好多粮食药房里都有，比如薏仁米、红小豆、黑小豆，这些药房都有，药房里还有大枣、核桃、莲子，把这些凑一块，基本是腊八粥了。所以说，中医饮食理论基本是中药理论，也就是饮食也有"寒热温凉""四气五味""升降浮沉"，中药学理论和饮食理论基本一致。到了元朝时候，有一本书叫《食疗本草》，食疗本草什么意思？这些东西可以当饮食吃，又可以当药物。《食疗本草》是按照中药学的认识，不是说把中药学里好多东西都作为食疗本草，而是说中药里头有好多人们平时吃的东西也可作为有治疗作用的药物。比如葱、姜、蒜是做饭时候常搁的佐料，辣椒、花椒、大料这是做调料时候常用的东西，调料当中就有这么多中药，另外还有咱们常吃的，比如我刚才说的腊八粥里有好多东西，你说它是药就是药，你说它是食物就是食物，所以人体的健康你可以用药物来调理，也可以用食物来调理，食物调理也是人体健康的一个非常重要的保证。食物和药物怎么分呢？第一，食物是好吃的。好吃的意思是，第一，味道不错，第二，有营养价值，第三，寒热温凉差异不大，这就是咱们的食物，比如米面这些东西。药物的意思是，第一，不好吃，第二，寒热温凉差异比较大，第三，营养价值不大。当然也有一些营养价值很大的，但是这些东西寒热温凉的偏差比较大。说这药太热了，是和食物比较起来它太热了，药太寒了，也是和食物比较起来太寒了。食物的要求是对人体健康有利，比如说里头含有各式各样的维生素、膳食纤维等成分。中药里头有一句话叫"药食不分"，药和食物实际上是一类东西。现在我们大家都认识到，中药是好东西，好在什么地方呢？第一，它是自然界长出来的，天然的植物，天然的药，天然就是说它和地球是共存共荣的，它不是地球上没有的东西。西药呢？现在咱们有药监局和食品管理局了，20世纪70年代初所有的西药管理归谁管？归化工部管。塑化剂这种东西为什么反响很大？为什么塑料胶囊反响也很大？原因就是人们的生活水平提高了，认知能力提高了，对这些不良的东西就有抵制的意思。

贾：我们知道，菊花是有很多种种类的，黄菊花最多，白菊花也不少。但是现在呢，大家觉得白的好，他就用硫黄熏，就变质了，其实它不是真的。但是真正的白菊花也是挺多的，如果专门去培育、去栽培的话，还是很多的。菊花确实是种类不一样，您说的微微发黄，实际上仔细去分辨的话好像是有那么一点点微黄，基本上看上去还是白的，因为我种过这些东西，所以有这个印象。菊花作为一个药食两用的东西，我们中医一般认为它是凉性的，体质偏热的、肝阳上亢的、心火比较旺的人用菊花就比较好。下边给我们聊一聊在我们常用的食品里边，哪些是寒性食品，包括添加的佐料。

鲁：咱们的饮食当中偏寒性的东西非常多，最常吃的有绿豆、大米，大米和白面比较起来，大米是寒性的，白面是偏温性的。大米是水生的，所以它就偏凉了，白面是麦子，6月份收麦子，这个麦子长到成熟期的时候，正好是夏天，麦子就相对偏温一点。

贾：南方人吃米能吃饱，吃面吃不饱，北方人是吃面能吃饱，吃米老是饿，这是为什么？前一年我在微博上说，当病人虚弱需要补益的时候吃什么最好？小的时候吃什么长大就吃什么是最好的。因为我们人在成长的过程中，他和环境是逐渐适应的，我们最早跟环境适应的就是我们生长的起点。我们的胃肠道就已经适应了某些食品的消化和吸收，所以说要补益的话，一定是给他原来就熟悉的，他吃完了就容易消化吸收，就能起到补益的作用。如果说你吃一个少吃的，胃肠道不认识它，就会起不到补益的作用，反而容易起到一个反面的作用。这说明饮食习惯的养成是人体和食品慢慢磨合形成的。

鲁：现在好多南方人都在北方工作，工作几年以后，他也变了，他就逐渐适应北京的生活习惯了，也是吃馒头比较多，吃大米比较少了。

贾：这是一个循序渐进的过程。

二、食品分温凉

贾：由于我们个人体质的不同，多数人认为是凉性的食品，少数人吃完就未必能够体会到它的凉性。尽管如此，食品是凉性就是凉性，是热性就是热性。日常食品中，我们最常吃的大米是凉的，绿豆是凉的，赤小豆也是凉的，黑豆还是凉的，还有薏米也是凉的。如果我们上火了，或者避免上火，我们可以常吃这些东西。蔬菜里边，包括佐料里边，咱们北方人有一个习惯就是吃豆瓣酱，豆瓣酱是凉性的。豆豉本身就是凉性的，再一加盐更是凉性的，当然我说的是不放辣椒的那种。而且这个凉性的食品，我们通过临床观察，它对哪一类病人效果挺好呢？对于复发性口腔溃疡，吃豆瓣酱做的食品，常吃就不容易长了。另外前面说的那些凉性食品常吃也不容易长口腔溃疡。

凉性的蔬菜就更多了，蔬菜里边热性的不多，大多数蔬菜都是偏点凉，所以我们在临床上遇到脾胃虚弱、脾胃阳虚的病人，一定是要告诉他少吃蔬菜，多吃主食，这样的话他就不容易拉肚子了；对那种顽固性的便秘，老爱上火的，鼓励他多吃蔬菜，他就不容易上火了，这是我的一个体会。

鲁：蔬菜当中确实大多数是属于凉性的，但也有少量是温性的，比如说香菜、茴香。茴香是偏温的，但不是说茴香吃多了这人就长口疮，不是这么回事。因为它的寒热温凉差异度不大，所以才能作为食品让人们来服用。药物当中有好多食品，食品也有好多用在药物当中，中医常说"药食同源"嘛。

贾：鲁老师这个观点我非常赞同。药物之所以在某个人身上出现不良反应，不是药物的罪过，是医生的罪过。我从来不认为说某个药物有这个罪过，那是医生用的不恰当。刚才咱们讲的都是凉性食品，正好我们就把水果也讲一讲。水果里边哪些是凉性的？

鲁：凉性水果太多了，比如说梨。温性水果也有，比如说荔枝。但是荔枝吃多了不行，就跟橘子一样，吃多了上火，橘子皮，咱说陈皮，是温的，橙子就没有橘子那么温，总体来说它是稍微偏温一点，基本接近于平性。梨和橘子，同样治咳嗽。咱们都知道陈皮是治咳嗽的，橘子皮晾干了，或者说鲜橘子皮切成丝，拿糖腌，是化痰的，但是化的是什么痰？化偏寒性的痰才用橘子皮。本来痰是热的，是黄稠的，还天天吃橘子皮，就增加了肺火了，所以水果不能随意吃。中医吃水果也不讲究吃特别热的或者特别凉的水果。有一年夏天，我看过一个台湾的老太太，特别喜欢吃水果，各式各样的水果，不喜欢吃药。在看病过程中我就问她饮食习惯、生活习惯、现在怎么不舒服。她有一个毛病，每到夏天，荔枝下来时候，天天鲜荔枝，每次吃1~2斤，然后就上火。怎么办呢？既然不喜欢吃药，又不喜欢针灸、按摩，干脆告诉你吃什么东西，不吃什么东西。开一张单子，水果、蔬菜什么可以吃，什么不可以吃，哪类东西要多吃，哪类要少吃，哪类东西尽可能不吃，当然偶尔吃一口也没关系。这张大单子实际上就是食疗的方案，两个月以后给我来了个电话，告诉我说调养的挺好。真正注重饮食的调养对人体是有益的。

贾：确实，因为我们每天都是在吃饭，吃饭生的病，从饮食上调理是从根本上调理。刚才提到水果，像我们餐桌上经常出现的黄瓜、西红柿，这些总的来讲还是偏凉的。刚才您提到的橘子、荔枝，是偏温的，确实是吃多了上火。另外在水果里边，还有像杏，吃多了也上火，桃子也是一个温性的，老百姓常说"桃饱杏伤人，李树底下埋死人"，李子和杏实际上是很近似的，这些东西都不能吃得太多。

鲁：吃一个两个没关系，还有比如咱们现在常用的白果，更不能多吃。

贾：还有就是咱们现在吃的葡萄，也属于温性的。有人说西瓜是"天生白虎汤"，实际上不是，这个我体会最深，吃西瓜吃多了长口腔溃疡，但是为什么说是"天生白虎汤"呢？需要连西瓜皮一起吃了才行。西瓜瓤是温性的，但西瓜皮是凉性的。同样是一个瓜，不同部位性质就不一样。甜瓜没有明显的寒热，但是甜瓜蒂那个地方是苦的，瓜蒂性凉泻火。同一个瓜也不能笼统地讲，还得分开讲。有时候同一个瓜，瓜瓤、瓜子性质都不一样。食疗是一门学问，所以食品这块儿要想真正把它掌握得非常好，要好好去学。食品里面还有一部分，我们经常病了以后说吃点什么热性的，那么这些热性的食品、蔬菜和水果都有哪些？水果咱们刚才谈了，粮食本身实际上没有明显的寒热属性，一般我们都认为是平性的，就是稍微有点偏，也不会对人体寒热温凉有一个明显的改变。热性的食品，实际我们也天天在用。热性的比如说姜，我们天天做饭用姜，煮粥用枣，枣就是温性的，葱是热性的，香菜是热性的，煮肉的肉桂、白芷、砂仁、草果、草寇、花椒、大料、八角茴香、小茴香全是热性的。我们的主食是没有明显的寒热偏差的，但是我们的调料里边有很多要么是凉的要么是热的，通过这些属性来互相调整。总而言之，既要口感好，又不能吃多了生病，所以说在食疗里边学问挺大的。我们真要把这些东西掌握好，能够根据患者的体质来进行调理的话，确实是很多病也就解决了。

鲁：这里我得讲个问题，一说这是清热就想到消炎，因为"炎"字就是俩火，比一个火字要重，因此认为清热药就是消炎的，这绝对是不对的，为什么？我随便举个例子，什么时候桂树上会长虫？虫子都怕它。花椒树也没有长虫的。咱们知道，花椒也是温性的。老百姓都知道，买了100斤米，为了不让它长虫，怎么办呢？放点花椒，不生虫了。热性的药品，凭什么消炎？按照咱们现在一般的习惯，只有清热的药物才是消炎的药物，这种思维不但中医有，很多西医也有，这种思维是绝对错误的。

贾：鲁老您提到肉桂的事儿，其实咱们《伤寒论》里一般都写个"桂"，写"桂"呢，实际上就是肉桂。有人考证过，说《伤寒杂病论》中的桂枝就是桂皮，它是把肉桂外边那一层粗皮去掉以后剩下的那个皮叫桂、桂皮、桂枝。在《伤寒杂病论》里边，使用频率最高的药之一就是桂枝。桂枝汤治疗的这些发热性疾病，实际上按现在来说都是炎症，用的很广泛。我最近在研究《伤寒论》里边每一味药以及它的配伍都治疗哪些病的时候，确实发现这个问题，古人对于发热是根本不忌用肉桂的。不像我们现在，认为发烧就不能用热药。实际上不是的，完全是可以用的，而且是很安全的，关键是在配伍。

鲁：现在用温热药治疗外感的炎症，有很多人都觉得这是个禁忌，其实绝对不是禁忌。

三、胃肠外食积需要减食治疗

贾：人们一说有病就老想着吃什么可以好。我刚才看了一个小伙子，每年一立秋就犯过敏性鼻炎，人很胖，这还是已经减了 30 斤，现在还有二百多斤。一问说吃得不多，我估计饭量也是他近几个月才减下来的，但是一问他大便情况，一天还拉两次，我说那你吃的还是多，我不以你吃进的多少为准，以你排出多少为准，必须变成每天一次大便，才表明你进食量是合适的。我发现一个规律，胖人都说自己吃得不多。大家都想知道病了要吃什么，很少有人问我们不要吃什么。我觉得不要吃什么也应列入饮食疗法范畴，肥胖就要减食，痛风要低嘌呤饮食，血糖高也要减少进食总量。吃多了是食积，如果消化功能好虽然不会积在肠道，但吸收后由于过量会积在血液里，实际上也是一种形式的食积。

鲁：没错。

贾：所以说，对于这类病人的饮食疗法就是减食。减食我有一点经验。因为我原来也比较胖，自己也是慢慢减下来的，就是要循序渐进。对大多数人来讲，每顿饭减少原来饭量的三分之一，体重就会慢慢下来，血脂、血糖、肝功能各项指标就都正常了，人也会感觉到非常轻松。以前大家吃不饱导致身体虚弱，总想着怎么吃东西来治疗，现在则需要强调这个减食疗法。严格的减食疗法在道教里多属辟谷范畴，就是不吃东西，这种办法以前我也没有认识到它的作用。我有一个朋友，我当时认识他的时候，他已经 67 岁了，很有成就的一个老先生，他每年都要辟谷 21 天不吃饭，21 天是连续的，只喝水。我当时一听，我就愣了，我想 21 天只喝水行吗？在医学上很难理解。他说他21天辟谷下来，体重减了12公斤。我问为什么要辟谷呢？他也只是偏胖，但他是从年轻时候就有过敏性哮喘，吃了很多的药都不好。后来有一个道教的师傅就教他练辟谷这个功法，除了不吃以外，他坐在那儿听着专门的音乐冥想，每天就这么做。每年都要坚持21天，他辟谷完了以后哮喘就不犯了，所以他就坚持下来，每年都要这么做。我自从认识这个老先生以后，我就把晚饭减成只喝一碗粥，一个月下来就减了10斤。第二个月中午饭减了三分之一，一个月又减了10斤，

鲁： 你原来多少斤。

贾： 原来180斤啊，我到第三个月的时候，把早餐也减了三分之一，三个月减了30斤，轻松极了。我现在有点反弹，就是因为自我管理不严格，又反弹回来10斤，但是总的来讲还是可以的。我现在平均每7～10天是有一天不吃饭的，只喝水，这才能保持现在这样健康。所以，要防病治病，不仅仅是要知道吃什么，还要知道不吃或少吃什么。

鲁： 对，没错。

贾： 我原来血脂高，体重降下来后所有指标都正常了，节食疗法我还是有点体会的。鲁老师您看还有哪些需要给大家强调的。

鲁： 对所有病人我基本上不让他们特别禁食。我只跟他们说各种各样的饮食，都不要多食，要吃的适度。

贾： 总量控制。

鲁： 对，饮食当中还有一个就是过敏问题。假如吃虾过敏你就今儿吃俩明儿吃俩，每次都少吃一点，反复让它刺激人体，慢慢就脱敏了，西医的脱敏不也是这么脱的吗？今天打一点过敏原，明天再打一点，打一个疗程，慢慢就脱敏了。所以我说，什么东西都可以吃，什么东西都不要多吃。

贾： 这个观点我同意，非常好。

鲁： 不然的话，这不让吃，那不让吃，你干脆出家算了。

四、炒焦的食品治伤食

贾： 鲁老，我小时候听老人经常讲，说小孩儿吃肉吃伤了，就把肉给焙

焦苦了让他吃，他就又可以吃肉了。

鲁：中医有个健胃方法，就是用苦味药健胃，例如龙胆草这个药是非常苦的，少量用（1～3克）就是健胃的。苦味药物还有好多，比如焦麦芽、焦槟榔，焦了以后都是有点苦味的，反而助消化，所以苦味不一定都是什么养心清心的。

五、反季食品要少吃

贾：就饮食方面你们几位有什么问题也可以提出来。

听众1：我算一个中医爱好者吧，感觉自己是胃寒的那种人，冬天在单位吃中午饭的时候会吃两三片西瓜，大约半个小时到一个小时以后我就要去厕所，这个现象是和西瓜有关还是和我的脾胃特性有关？

贾：你这问题挺好，很多人吃了没事，但是有相当一部分人吃完了就会有事。自然状态下我们北方人冬天是吃不到西瓜的，对不对？我们的胃肠功能和自然界已经形成了一个稳定的和谐状态，在这种情况下，你突然吃一个这个时候一般不会吃到的东西，身体是不适应的。这时候你说的吃完了就要拉肚子，是因为你吃了反季节的食品，这个反季节食品实际上是不好的。人还是与自然保持一致比较好，我们现在人为的太多了，所以我们的病也越来越多。你看在20年前，日本异位性皮炎特别多，我国当时还比较穷，国内这种病相对就少。现在国内异位性皮炎比原来多了很多，已经赶上发达国家水平了，我们的饮食结构已经跟他们接近了，所以我们的疾病谱也变成近似了。现在人们脾胃虚寒的也多了，这是由于进食生冷较多的缘故。你刚才提到的这种情况，就是我们人体与自然之间的这种和谐状态被这个凉的西瓜打破以后，就出现了不适。能不能改变这种状态呢，当然可以的。刚才鲁老师也说，少量的进食，慢慢地就习惯了，我们的胃肠道慢慢地就适应了。具体到个人，有脾胃虚寒的，有热的，有肝脾不和的，体质状况不一样，那么吃进去东西以后反应也是不一样的。对于个人来讲，能吃什么不能吃什么该吃什么不该吃什么，还是应该自己看一看这方面的资料，或者是问一问懂的医生。

六、食物配伍有原则

听众2：中药里面有药物配伍，食物是不是也存在这样的配伍，然后可以起到像中药这样纠正病变偏性的作用？

鲁：可以。咱们中药方子，好多都用食物。

贾：饮食里有关配伍的问题确实存在。厨师对于菜品的调配就是配伍，那么他这个配伍有没有什么原则？对于普通的大众来讲，只要你配出来的这一餐的菜，不是让你一吃完就上火或者是吃完就拉肚子，就说明配的是合适的。对于大众来讲要掌握一个原则，其实也是中药治疗的一个原则，叫"以平为期"。调整阴阳，以平为期，什么叫平呢？苦瓜放点辣椒，一个凉的，一个热的，放点姜丝，这个你吃完了，它不凉也不热，这种配伍方式对于正常人体来讲是平的。但是对于体质有差异的，如寒性体质的你就给他配到整体是偏热一点的，花椒、大料这些用的多一点。如果是一个偏热的体质，你这些热的调料就尽量少用，吃饭鼓励他多点蔬菜，吃点苦瓜，吃点凉性的食品，例如芹菜、菠菜。便秘的病人，让他吃菠菜，吃完了拉肚子，根本就不用泻药，吃凉拌菠菜大便会很通畅，如果整个菠菜煮了连汤喝进去更好。如果是腹泻，就给吃山药、薏米，少吃蔬菜，多吃主食，他就过来了。所以，主食与主食的配伍，主食和蔬菜的配伍，蔬菜和调料的配伍，在我们临床上真的把这个用好，好多病人不需要吃药。我觉得这个饮食的配伍和药物的配伍，本质上是一样的，但是怎么用是根据每一个人的具体情况来确定。

鲁：没错。

贾：脱离实际讲配伍就没意义了，现在我看好多人搞研究，搞这个复方配伍规律，这有什么可研究的？撇开病人不谈，光谈配伍有什么意思，是不是？所以必须得落实到实际。因为无论是食品配伍还是药品配伍，最终都是为了让人健康，所以，我非常强调，不要离开病人去谈配伍，不要离开个体去谈配伍，要一个一个结合起来。

鲁：太复杂了，说老实话，食疗治病是个非常广泛的领域。

七、酒的使用要正确

贾：鲁老，饮食疗法里除了咱们刚才谈的，我觉得还得好好谈谈酒。酒是中国人餐桌上必不可少的饮品，对人们的健康产生了很大影响，那么这个酒什么人该喝，什么人不该喝呢？

鲁：现在喝酒的人非常多，酒这个东西已经在中国形成一种文化了。人们欢聚是总觉得"无酒不成席",凑到一块儿就得喝点儿酒,喝酒这个量是因人而异的。朋友来了可以预备点儿酒,各式各样的酒,想喝什么喝什么,自斟自饮,不必强求喝多少,喝舒服就行了。喝酒时候应该少吃肉和主食,多吃点蔬菜,这样还可以减肥。酒还是一个重要的中药溶剂,虎骨酒等药酒就是用酒和中药做成的。

贾:酒本身从中医角度来讲,是一个辛热助湿的饮品,酒喝多了,体内湿热就比较盛,所以湿热体质是最不适合饮酒的。好多形体肥胖的人来找我看病,说晚上出汗厉害,我就会问他睡前是不是有喝酒的习惯,如果每晚都有饮酒习惯,就会告诉他,戒了酒盗汗就好了。因为酒是辛散热性的,喝多了就容易出汗多,所以说体质湿热的人不适合喝酒。对于体质虚寒的,或者是寒气比较重的,用点酒舒经活络,可使气血通畅,对身体反而有好处。所以饮酒也要因人而异,也要根据体质情况。现在酒的品种很多,诸如葡萄酒、果酒、白酒、黄酒、啤酒、洋酒等等,多数提倡用点葡萄酒,为什么呢,说它能够避免动脉硬化、降血脂,尽管如此,还是不要过量饮酒,多了不好,过犹不及。有些人其实不用更好,不要以为别人用上好,你也效仿,体质状况不一样。不能够听说好就都喝酒,听说不好就都不喝酒,我觉得这种观念是一定要改变的,首先看看自己属于什么体质,然后再说能不能喝酒。

鲁:你也不能听药厂、酒厂的宣传。

贾:对,尤其是现在这些药酒,什么壮阳啊,补肾啊,有些人就乱用。本来就是一个湿热体质的人,如果还喝这些酒那就更糟糕了。

听众1:喝啤酒好吗?
贾:一般来讲,酒首先它是一个补的东西不是泻的东西,体质不虚的就尽量不要用了,无论哪个酒。我曾经看到有个资料提到,如果一天喝一瓶白酒,你都不需要吃任何其他东西了,它提供的热量已经足够你一天用了。可往往是我们一喝酒,吃得更多,喝酒的人很少有不胖的,因为他本来吃的东西就够了,又加了一瓶酒、半瓶酒,热量摄入就过量了,所以越来越胖。

听众1:有人说啤酒湿重,是这样吗?
贾:当然了,喝进去的水多湿就多啊。所以,对于湿气比较盛的,像湿疹病人就不宜饮酒。另外像湿气比较重的，湿困脾胃的肝炎病人，脾胃功能不好，如果喝酒吃凉菜，胃肠受不了。所以，只要湿气比较盛的，湿困脾胃的，或者是脾胃虚弱的，都不宜用。如果非要用的话，像果酒这一类可以考虑，山楂酒啊，苹果酒啊，也要少量，不能过度。中医治病强调"以平为期"，平就是适度，就是正好合适，在这个平的限度内，你做什么、吃什么都行。

八、针刺疗法更高明

贾：今天咱们就开始聊针灸吧。针灸作为一个非药物疗法，我在上大学时就已经体会很深了。学完针灸的那个学期放假后，一个邻居老太太来找我，说咳嗽几天了，让我给诊治。当时刚学完针灸，我说给你用针灸试试吧。她来的时候天已经傍晚，当时我就给她很认真地按照在学校学的辨证选穴，给她针了肺俞、风门、内关、丰隆、足三里，结果针上以后几乎一声也不咳嗽了。当时我还想，针能有这么神吗？我想可能是她不敢咳嗽，一咳嗽背上的针会疼，半个小时以后我给她起了针，她也没咳嗽，我想回到家她肯定得咳嗽吧，结果第二天一大早就来敲门了，请我再给针一次，我问她现在怎么样了，她说现在一点儿也不咳了，需要再巩固巩固。这就是我学完针灸以后，回去治的第一个病人。针刺治疗竟然有这么好的效果，太神奇了。从那以后，我特别喜欢研究针灸这种非药物治疗方法，为什么？连药都不用就能治好病，这不是更高的招儿么？而且没有不良反应，除了稍微疼点，不用喝苦药就能治好病，我觉得这个办法很好，所以，在中医这些所有的治疗方法里，我最喜欢针灸。但是我没有去针灸科工作，为什么呢，因为实习的时候我知道，针灸科的病种极其单调，大多是痛证、瘫证，像这个咳嗽的病人没人去针灸科治疗。所以我选择了内科。昨天晚上值班，我还带着学生给他们扎针呢，要是在针灸科，是遇不到这么多内科病的。我对针灸的热爱就是从一开始体会到针灸疗效开始的，但是现在中医用针灸太少，虽然有专门搞针灸的，但内科儿科等其他科医生懂针灸的就少了，总觉得药物是比较高明的，其实我觉得针灸更高明。药物还需辨寒热温凉，针灸就不需要，就用一根针同样解决问题。针灸里有更多的奥秘，针灸的流派很多，近几年有发明了很多针灸疗法，有眼针、耳针、鼻针等。鲁老您给我们谈一谈指导针灸的理论中最具有代表性的有哪些。

鲁：针灸的基本理论和中医的其他理论是一致的，气 - 阴阳 - 五行学说是指导思想，用来解释人和自然界，阐释发病机理、治病法则。阴阳学说是个哲学的理论思想，很多人认为阴代表阴精，阳代表阳气，其实这样的说法是不对的。在古代哲学发展过程中，提出"一""二"论。中医常讲阳气，那么阴气存在吗？中医理论中很少提到阴气，气也分阴阳，很多人不知道还有阴气。《黄帝内经》提到"阳强不能密，阴气乃绝"。气相对于血是属阳的，血是属阴的，但是阳能不能代表气，阴能不能代表血，这是值得推敲的问题。阴阳学说讲错了，依此拓展开的药物、治疗等认识就会出现很多问题。我也很喜欢针灸，刚大学毕业的时候，我出去看病也会带着针具，我带过几个针灸学专业毕业生，告诉他们现在人们都认为针灸治疗范围很局限，只适于诸如半身不遂、疼痛性质为主的病。中医的针灸内外妇儿各科病都可以治，所以针灸科和现在中医分为内科、外科、妇科、儿科不是等同的。现在的医生对针灸的研究不够，韩济生院士一直在研究针灸镇痛、针灸戒毒，他的研究只限于针灸镇痛，把针灸的应用范围缩小了，现在很多人只知道针灸治疗麻痹效果好。我让学生不要只搞针灸治疗疼痛性疾病的研究，还要研究针灸治疗非疼痛性疾病。心动过速、心动过缓这些疾病能不能通过针灸治好？这是需要我们好好研究的。现在在老百姓眼里西医就是打针输液，中医就是喝汤药，老百姓对于针灸治病还是有怀疑的。欧美国家对内科疾病做了一个调查，发现继癌症、心血管病、脑血管病之后药源性疾病成为了第四大疾病。因此，现在欧美国家的药物管理非常严格。

贾：针灸的优势逐渐会被人们认识到，针灸是天然绿色的治疗方法，中医走向世界，在世界各地开花的就是针灸。原来大家把针灸作为一种可以在各科使用的技术，把它作为治疗手段来看待。其实中医的针灸还是有其理论基础的，用针灸或药物治疗疾病，中医的治病思路基本一样，两者不一样的地方是我们在用中药的时候经络理论相对来说用得少，被淡化了，但是用针灸治病时经络理论是强化的。因为药物服用后可以通过血液到全身，但是针灸就不是了，针灸不会因为扎一针而全身各组织直接受到影响，必须通过他们之间的联系来发挥作用。中医认为脏腑组织之间的联系就是靠经络，所以经络学说是指导针灸理论的最重要的学说。对于经络本质这个问题，已经研究了很多年，试图从形态学上来把针灸讲明白，现在看来是不可能的。中医把脏腑组织之间联系的所有通道都归到了经络系统，所以想找出独立的经络穴位来似乎是不可能。在临床上治病时，尽管我们强调经络穴位取穴准确性非常重要，我们仍然发现有些病就算穴位选的不准，也会有效，因为除了经络上的穴位还有很多经外奇穴。经络本质用现代的研究方式是研究不明白的，经络学说是阐述脏腑组织之间联系的学说，理论是用来指导实践的，这个理论已经能够指导实践了，就可以了，不要非得拿出形态学的东西才能承认。现在我们认识事物都是要看得见摸得着的，认为看不见摸不着的就不是真实存在的。但是，我们在临床上也发现，有些治疗完全按经典传统的来做，虽然有效，但效果不一定是最好的。针灸治疗中有神奇疗效又不能用经络理论解释的更要引起我们进一步的思考。怎么来提升针灸临床的有效性，不能停留在原来的水平，尤其是现在医学对解剖、生理研究非常深入，我们应该借鉴过来。我跟李少波老师学了点穴之后，借助于解剖学、生理学理论发明了一套我们自己的点穴方法，这个方法比传统的方法要好，见效更快。我认为指导我们针灸的理论也需要进一步发展。

鲁：临床有效就应该相信它有道理，具体原理不一定现在就弄清楚，也许五十年、一百年之后就研究清楚了。但现在不承认有效的方法是有道理的，非要研究透了才承认，这是非常愚蠢的。

贾：很多人有这样的观念。在临床上还有个问题大家经常会问，针灸扎针时离疼痛点那么远，怎么就把疼痛治好了。我就给他们举例子让他们明白，就像"牵一发动全身"，我拽你头发，你的脚就跟着动，因为人体是整个有机的统一体，互相之间都是联系的，穴位也是这样。穴位看上去是局部的一个点，实际上是与全身相关联的。关联紧密的影响就大，不紧密的影响就小，但可以通过影响的传递而发挥作用。

鲁：现在大家都知道全息理论，比如一颗种子可以长成一棵树，谁也说不清种子里哪个成分是长成树叶、树干的。一片树叶里的一个细胞都可以长成一棵树，这个细胞里面携带了树叶、树根的信息。目前针灸出现了很多针法，像辽宁彭静山教授就是用眼针来治疗全身的疾病，扎眼睛周围的穴位治疗全身疾病。还有头皮针、手针、足针、耳针这些都可以治疗全身疾病。人体独立局部都有全身信息的反应，可以用全息理论给病人解释。

贾：全息理论创始人是张颖清教授，山东大学专门成立了全息生物学研究所。第二掌骨全息论是张颖清教授创立的，他发表的第一篇文章在《自然》杂志，我上大学时看到这篇文章，看完后就将它手抄下来，我觉得这是一个很大的发现。他的主要理论是人体任何一个相对独立的部位都是整体的缩影，这是古代针灸理论中没有的。古代针灸认为人是整体的，经络体系是全身的，没有像他们现在划分的微针体系，新中国成立后学术繁荣，才有了这些东西，确实是给我们揭示了一定的规律，这个体系出来对原来的针灸理论有冲击，到底原来的理论对不对？到底针灸是怎么治病的？引起了人们的深入思考。

鲁：现在针灸科研非要用老鼠做实验，老鼠能和人一样吗？老鼠有老鼠的生物系统，人有人的生物系统，既然两者不一样，为什么要用老鼠做实验。

九、穴位治病的原理

贾：我是这么理解针灸治病原理的，临床上遇到腰痛的病人可以针人中，也可以针气海、昆仑、支沟、外关等，就是说多种治疗方法都可以治好腰痛，好像没有特异性，但是为什么都能治好呢？归纳起来讲，穴位是人体的缩影，任何一个穴位都可以影响到全身各处，临床上根据这个原理，我们会选取某个穴位治疗全身性疾病。比如，全身性疼痛，可以针合谷、太冲，这并称为四关，就可以迅速止住全身疼痛。昨天我值班，一个老太太全身关节疼痛，已经两个多月了，疼得睡不着觉，针完之后马上就能翻身了，这种疾病针灸的效果不会是一次就完全好了，还会再犯的，犯了再针灸还是有效。任何的穴位都有止痛作用，但是效果不太一样。中医讲"通则不痛，不通则痛"，针灸之所以能治疗疼痛还是通过调理全身气机实现的，从这可以理解穴位的非特异性，牵一发可以动全身。但是还有一些特定部位的疼痛，必须针灸特定穴位才能好，针其他穴位就是不能好，这就又反映了针灸治病的另一层次的道理，就是说这个穴位和其他穴位之间关系是非常密切的，穴位和特定的脏腑之间联系很紧密，为什么阑尾炎针灸阑尾穴，不针灸其他穴位来治疗，因为人们发现阑尾穴针灸治疗阑尾炎效果好，说明该穴位和内脏阑尾的相关性非常好，能够调理这个脏腑的气血。可知任何穴位的治病机理都是广泛作用和特定作用的统一。另外还有针刺穴位为什么能治疗局部病变？因为远端的都能影响到，那么对临近的影响就更大了，因此，穴位治疗有三个方面的道理：全身作用＋局部作用＋对特定相关部位作用，这是我认识到的穴位治病的三个方面的规律。

鲁：穴位治病的道理非常多。比如全身疼痛扎某个穴位可以有效，那么局部疼痛时仍用这个穴位会有效吗？阑尾穴治疗阑尾炎是公认的，有没有比这个穴位效果更好的，这是需要研究的，需要临床仔细观察。在人身上都可以研究很多，为什么一定在老鼠身上试验，其实直接在人身上验证就可以了。

贾：我很赞成您的说法。现在学中医的人对中医的态度有截然不同的两类，一类是完全按照古人的理论，认为古人说的就是对的，其他都是歪理邪说，这些是顽固的守旧者。有一部分人是革新的，但创新也是在古人的基础之上。虽然古人理论没有那么全面，但是没有古人的基础，怎么创新？既要谦虚的跟古人学，又要不断地去探索创新，然后创立更完整的理论体系来指导临床实践。

鲁：疗效是第一位的，治病的道理可以没讲清楚，但是有疗效就行。无论针灸还是药物，只要是治疗有效，都应该承认它有道理。我认为医生生存的条件中疗效是第一位的，服务态度再好，没有治好病，有什么用啊！

十、时间针灸法

贾：鲁老，针灸中还有一个问题值得聊一聊，就是与时间相关的针灸疗法，例如子午流注、灵龟八法，这些都是时间医学在针灸中的应用。在创立时间医学之后，人们再看子午流注时就会想到古人挺聪明的，在时间医学方面早就涉及并且一直在应用。那么到底有没有实用价值，我觉得要讨论一下。我上大学时有个老师一直是在应用子午流注，但他始终没有规范、系统地研究这方面内容，没有讲清楚按子午流注治疗和不按子午流注治疗两者疗效会差多少。我毕业之后，当遇到比较难治的病人也用子午流注，甚至到了晚上已经下班了，还会去医院给病人扎针。当然病人同时也用着中药，治疗效果确实是很好。有个病人是脑瘤引起头痛，头痛剧烈到吐血，我给他用上子午流注针灸加中药 1 个月以后，90% 的头痛都控制住了，病人非常高兴，遗憾的是剩下的 10% 疼痛怎么都解决不了，最后建议他去石家庄做 CT 检查，结果他直接来北京检查出来有脑瘤，马上做了手术，术后 2 个月就死了。我觉得这个病人如果不做手术可能死不掉，如果在基层就查出来是肿瘤，我们可能就不会用针灸中药给他治疗了，也不会有那样的效果。所以，我就在想到底病了该不该手术，西医的治疗方法难道就标准规范，一定是最好的方法吗？通过一个例子还是没有深刻体会到按时间开穴闭穴的针灸治疗其疗效到底怎么样，因为我也没有做仔细地研究，但我还是认为它是有道理的。实际上我们每个脏腑的功能在不同的时间是不一样的，当我们睡觉的时候，肾脏浓缩功能就增强，就不产生那么多尿。我们睡觉时呼吸会自然变慢，心率也变慢。

当我们醒来，就会感到饿，想吃饭。这些都是与时间有关的，我觉得首先子午流注的思想是没有问题的。

鲁：咱们北京中医药大学有位单玉堂教授在子午流注、灵龟八法方面有极高的学术造诣，来求医的病人也很多。他针灸时严格按时辰推算针灸时间。现在懂子午流注的人太少了，专搞针灸的人也不一定知道，导致这部分内容逐渐消亡，像单玉堂教授这些名家留下来的著作和经验我们确实应该好好研究，需要静下心来做深入研究。

贾：子午流注这部分内容我还是很认真地学习过，东北有位医生刘冠军写了《子午流注》的书，书中还有子午流注推算盘，很方便计算开穴时间。我当时在临床上先是按一般理论判断用什么穴位治疗疾病，然后再按子午流注计算什么时间开穴。临床医生最注重疗效，对于子午流注的真正价值和科学规律我还没有搞清楚，但我相信这种思想一定是对的，只不过是我们对它的具体规律还掌握不够。

鲁：其实子午流注的方法到底对不对，目前还没有人在研究，应该说子午流注的研究还有很大空间。

十一、针刺治疗的最高境界

贾：针灸真正奇效的道理是什么，刚才我们也谈了，是通畅调理经络气血，我觉得还不仅仅是这些。《黄帝内经》中提到针灸医生水平的高低可用"粗守形，上守神"来判断，针灸首先是调神，注意调神才是上工，粗工就是仅仅认识到经络和穴位，真正高明的是调神。针前可以告诉病人要准备扎针了，不能趁病人不注意扎一针，这样不一定有最好的作用。要特别关注和善于利用病人之神，针灸时医生应经常问患者有什么感觉，实际上就是将神与针刺部位关联起来，神对气血的影响是非常大的，人一不高兴就会浑身没劲儿，全身气血都出问题。一愤怒，怒则气上，气机逆乱。调神是针灸中最重要的部分，当人们强调研究一个个的穴位时，忘了对神的研究，对神的忽略会大大影响针灸疗效。

鲁：现在扎针灸的病人非常多，一上午四五十的病人，说实话大夫也没时间跟病人说那么多。大夫没有给病人调神，针灸疗效也会受影响，提高疗效很关键的一点就是大夫和病人的沟通，我经常跟病人说"病治有缘人"，病人相信大夫，那么百分之八九十的人都会有疗效。

贾：您提到的这点非常重要。今天上午有个从宁夏过来找我看病的病人，右下腹疼痛一年多了，还有肋疼、膝关节疼痛、腿痛等症状。了解病情后，我就给他针了三个穴位，针完左右阳陵泉腹痛就消失了，也就一分钟左右的时间。我常牢记调神的重要性，如果说扎上针以后，就不管病人了，这样的疗效肯定不好，可能起针后一会儿又会疼起来。为什么要调神？就是要让身体的功能恢复到自然状态。比如岔气以后用针灸治疗，如果什么都不说，效果肯定不好。如果扎针后，让病人深吸气，或者咳嗽，在扎着针的情况下，让病人寻找原来的疼痛，尤其是寻找过程中，医生继续捻针，让病人的注意力集中在针上，他的注意力转移了，岔气的地方就敢动了，敢活动了，紊乱的组织结构就恢复了，组织功能就恢复了。针灸时始终要调神，想使病人关注针灸的部位，医生的手法就要轻，如果想让病人对疼痛处关注的少一些，那针灸手法就要重些。针灸手法很重要，对于运动性疼痛的疾病，一定要让病人按正常功能去做动作，疼也不怕，一边行针一边让病人活动，疼痛就缓解了。刚才提到的这个病人还有肩膀痛，当时扎完合谷就不痛了，如果扎上合谷，却没有叫他活动，这样疗效不会好。因此，除了调神之外，一定要让病人在针灸时做正常生理情况下应该做的事情，这样疗效才会好。

鲁：过去针灸医师在扎针时要宁心静气，有的人练过气功，没有练过气功的也要专注于针灸的那个穴位。

十二、针刺手法是取得疗效的法宝

贾：针刺手法很重要，针感也能被医生调控。想让病人产生热的感觉就用烧山火的手法，用透天凉的办法就能让局部感觉凉，但不是每一个人都可以的，相当一部分人可以有这样的效果。

鲁：这跟病人对你的信任度有关系，治疗过程中跟病人要交流，告诉他做什么，做了之后会有什么感觉。

贾：刚才提到的手法正好是我们要谈的一个话题。针刺手法确实是取效的一个关键。有的是提插捻转，有的是针上之后不动，有的是快针不留针，还有迎随补泻的手法。按照经络气血运行方向来做手法就是迎随补泻，烧山火、透天凉都属于更加高级复杂的操作。另外，在应用手法的时候，一定要跟他的神配合起来，还有一个非常好的手法就是跟呼吸配合，随着一呼一吸来进行提插。李少波老师告诉我针刺点穴手法中最主要的就是呼吸补泻法，吸气的时候提针，呼气的时候进针。李老说不要以为吸气的时候只有胸廓在变大，其实全身都在变大，只是没有觉察出来。所以，针灸点穴时都要随着呼吸来操作，不能逆着来，这就是顺其自然的让疾病痊愈。我觉得这真是个大诀窍，他认识的高度很高啊。我们讲"肺主一身之气"，一身气血的运行，尤其是气血的运行节律都是受呼吸影响的，李老的针刺和点穴都很轻巧，疗效都非常好。针刺操作中有窍门和没窍门、抓住规律和没抓住规律在疗效上是有很大差别的。还有些手法以前不当成治疗的手段，现在有时候也在用。比如滞针手法，有时病人针感不明显，医生手下感觉像扎棉花，这是严重气血不足的表现。这种情况下要让感觉增强，这时就需要将针向一个方向捻，不是来回捻，这样纤维组织会缠住针身，这个缠绕就会产生牵拉，牵拉就会增强经络上的刺激，针感就会有了。那怎么起针呢？倒着转回来就可以了。一般在行针的时候不要松手，不然容易松开，这样针感就不强了，等病人疼的地方不疼了，难受的地方不难受了，才可以松开起针。

　　鲁： 针灸起针也非常重要，有时扎针的针感非常强，容易滞针，这时应在穴位四周敲打肌肉，使肌肉放松后再起针，不能强行拔除。

　　贾： 鲁老师说的是滞针的解决方法，如果敲打放松肌肉还是拔不出来的话，可以从远处再扎一针，就可以把滞住的针拔出来了。道理就是当病人紧张并关注一个地方时，肌肉是紧张的，针就拔不出来，就像你手中握着的东西是不容易被拔走的，当你在别处再扎一针，原来紧张的地方就放松了，就容易拔出针来。

　　鲁： 当病人不注意改变姿势了就有将针弯在肌肉里的情况，这时需将病人的姿势恢复原位，然后慢慢拔出针。

十三、针刺选穴的学问

　　贾： 我们还需再聊聊针灸的取穴。就像我们用药一样，刚才我们说了每个穴位有广泛作用、特异作用和局部作用。现在的针灸师取穴各不相同，有的是针一大片，像网似的，这类大夫在选穴时心里没底，不够精细，需要撒大网。但我不太赞同这个做法，因为多增加一个针就多增加一份痛苦，多扎一个地方很可能还添乱，所以我觉得穴位还是越少越好。那么怎么样才能穴位用到最少，疗效最好。选穴应该怎么选？

　　鲁： 中医的选穴与辨证有关系，比如井荥输经合五输穴，都在四肢肘膝关节以下，相对安全的地方。

十四、针灸穴位配伍

贾：鲁老，您刚才讲到了针灸选穴，教材上多是按脏腑辨证来选穴。由于脏腑、经络是一体的，所以能够指导中药的理论同样可以用于指导穴位的配伍。

鲁：在临床上中药的配伍和穴位的配伍基本是一个方法。

贾：我在临床的一个体会是在各种理论指导下综合应用的穴位配伍效果会更好。比如您刚才讲的全息理论，如果选的穴位，比如合谷穴，既符合全息理论，又在某个经络上，无论从哪个理论讲都是合理的，这样的话有效性就容易保证，所以，我在选穴的时候就会考虑尽量让各个理论都能解释得通，这样的话就可以把穴位用到最少。再者一个穴位不可能照顾到整个疾病，这时候还要再选照顾其他问题的穴位，这就相当于中药的"七情"，也就是穴位的"七情"。药物的配伍里面有单行，穴位的配伍也有单行，一个穴位治疗一些问题，另一个穴位治疗另一些问题。

鲁：中药选药配伍和针灸选穴配伍也不完全一样，中药有"十八反""十九畏"需要注意，针灸就不存在这个问题。

贾：对，针灸不存在这个问题，可以大胆的选。

十五、穴位针刺顺序对疗效的影响

贾：在某次学术会议上听到有人做穴位配伍使用的次序问题这方面的研究，比如肚子疼，是先针足三里还是先针中脘，比较哪个疗效好，结论是病变在哪里，就先在哪里附近选穴，然后再针远端的能够治疗这个疾病的穴位。他们做了这方面的试验，发现这样治疗的疗效好。当然这是一家之言，到底临床上效果怎么样，有待扩大验证。大多数医生不管何种顺序，针刺之后病也都好了，并没有去比较选穴次序的疗效差异。有人做了研究发现先针病变部位疗效会更好些，可供参考。

鲁：这个比较没有广泛意义，有的时候腹痛扎一针足三里就好了，不用再加中脘。

贾：对，他是在研究两个穴位配伍使用的时候，哪个先针效果更好。针灸和熬汤药还是不一样，中药是一锅煎，针灸多不是一起下针，总有个先后，这方面，大多数中医都没有关注。所以当时在学术会议上引起了我的兴趣，关注了一下。

十六、如何让针灸疗效持久

贾：再聊一下，怎么让针灸疗效持久。临床上常见到针灸治疗后不痛了，几个小时后又开始疼了，怎样才能让针灸的疗效持续呢。

鲁：这与针灸的次数和时间有关系。慢性病针灸，让病慢慢好了，首先是要跟病人讲清楚病情，减少病人的心理障碍，让病人心胸宽阔些，不要把病太当个事儿。有的人平时就把疾病很当回事，一检查出来肺上有东西，就犯嘀咕，猜想是不是肺癌。这类病人心理压力非常大，老说肺上不舒服，其实可能原来都没什么感觉，只是查出来片子上显示有东西，心里就老是想着这个病。得病之后，医生的诊断对病人的心理压力可能是好的，也很有可能是坏的，但是不告诉病人也是不对的，对病人要有保护，真实病情可以跟病人家属说，不要跟病人说。

贾：这就是保护性医疗。

鲁：对，病人很早就知道病情的严重性，而医生又不好好解释的话，这个病往往会加重。

贾：这就是说我们要保证针灸疗效的持久性，首先一个就是调神。

鲁：对，要调神。医生的诊断能对病人的心理压力产生30%作用，如果把病情说得很严重，就会对心理压力产生70%的作用。如果直接告诉他肺癌的诊断，那估计是产生90%的心理压力了。保护性治疗就是不一定要把病情的真实情况都告诉病人。我经常跟癌症病人说"这个诊断还说不清楚"，其实他的诊断已经明确了。得什么病发展到最后都是死，不得病又会怎么样，最后还是死。先把病人的生死观放正了，得病了也得有信心能好。用针灸治病也是如此，不能先跟病人说这个病多严重、世界上还没有好的治法等这样的话。现在获取信息的途径很多，每个人都能了解到任何疾病资料，如果医生还继续告诉病人疾病的严重性，病人的心理压力就很大了。病人的预后好不好，30%都是医生的第一句话影响的，所以医生跟病人怎么说话，怎么沟通，确实很有技巧。病人的预后好不好，60%是吃药合不合适影响的。病人对医生的信任也很重要，医生给开药有没有效果，效果好不好，跟病人对医生的信任度有很大的关系。

贾：对，我们要保持疗效的持久性，调神是很重的方面。不管是用化疗，还是用药物，调神在治疗过程中都很重要。第二点，让疗效持久的方法就是当第一次治疗的疗效还没有消失，我们再次给予治疗。就像喝药一样，一天两次、一天四次、一天六次等，反正是到时候了就喝药，这也是保持疗效持久性的针灸时间安排方法之一。

鲁：针灸一般是2～3天一次，不能天天去扎针灸。有的人怕针灸，天天治疗会带来心理压力。

贾：因为针灸本身会给病人带来一些痛苦，所以把治疗时间间隔放到最长，前提是保证疗效。

鲁：还有留针的时间也很重要，过去都是20～30分钟，现在针灸的病人太多了，很多地方也就留针十几分钟。

贾：留针时间我是这样来定的。有些病扎上立即就好了，这就可以不留针。用快针做个手法，病好了就可以拔针。但是有些慢性病，确实是需要给他规划个时间，让他定期的来扎针。另外还有一个方法保持针灸疗效，那就是综合治疗，配合上药物，针药并用，这样疗效就相互促进，效果持续时间就长了。

十七、如何看待纷繁的针灸方法

贾：鲁老，针灸的各方面，我们也差不多都聊到了。最后还有个问题，请您再给我们聊一聊。目前针灸在国内外都有很多的创新，如眼针、耳针、电针、手针、足针、头针等，与我们原来的经络很少能联系起来。面对所有这些新的东西我们应该采取什么样的态度来看待它？坚持传统的人，觉得弄这些新的东西就是胡闹，不伦不类，实际上不伦不类正好是创新。

鲁：其实针灸的方法很多，不管哪种理论，对人体生命的现象知道的还很少。针灸方法的创新思维可以很多，只要你站在不同的立场。最重要的是能不能用这个理论治好病，你用的新方法能够治好病，自然就会有很多人去找你看病。在看病过程中不断总结经验，不断挖掘，逐渐成为新的主流。比如中医以前没有足底按摩，现在好多地方都有。美国的整脊疗法，现在也流传到中国了。这些方法都有效，凭什么不承认他们。

贾：对于各种有效的方法，我们不要用旧的理论去否定它，要尊重事实，不明白就去研究，但是不能去否定，有效的事实摆在那里，你凭什么否定它。用旧的理论去评价新的事实，这态度是不对的，就像我们用新的理论去评价旧的理论一样，也是不对的。不能用理论去评价，只能用实践去检验。我觉得这个态度和原则是应该坚持的。那么对于这些新的理论，甚至是互不相干的理论，应该引起我们的深思，站在另一个高度去研究他们之间可能有什么内在的联系。首先尊重事实，然后建立统一。

鲁：假如说不能统一，不统一也没关系，都是为人看病的，病人舒服了，那说明一定有其道理。这个合理的道理，今天不知道，明天不知道，早晚会有人弄清楚。

十八、了解艾灸

贾：咱们今天下午先谈一谈艾灸吧。艾灸作为中医的一部分，现在用的比以前还要广泛。灸疗的历史已经很长了，关于艾灸的效果大家还是比较认同的，那么艾灸治病的道理在哪，我觉得这也是大家想知道的，因为它跟针不一样。它是在什么理论指导下来治病的？

鲁：过去认为艾灸是治疗寒证的，但实际在临床上热证很多也用艾灸，最起码发烧的病人，灸大椎效果很好，这在古书上有专门的记载。中医药大学做过这方面的研究，先让大鼠发热，然后用艾灸治疗。艾灸治疗寒证大家都好理解，点燃的艾条对穴位肯定有温热作用，但是艾灸能够退烧很多人就不能理解了。现在还有桑拿，也是热的环境，也能够治疗发热。这是通过让阳气发散于外，起到退热作用，《黄帝内经》上说"体若燔炭，汗出而散"。艾灸使阳气主动驱散寒气，烧就退了。所以中医的艾灸方法，不但治疗寒证有效，对热证也是有效的，可见艾灸治疗面是很宽的。但是现在大部分人用艾灸都是用于寒证，比如胃寒灸中脘。艾叶是温的，用艾叶的温性鼓动人体的阳气来治疗各种疾病。

贾：现在发烧的人不会去针灸科，也没有这样的机会接受艾灸治疗。艾灸在大家印象中都是治疗寒证的，治疗感受寒邪所致的疾病。对于热性病，甚至疮痈，很少有人想到用艾灸治疗，到底能不能治，为什么能治，这里面还有很多值得思考的问题，但临床证明确实是有效的。我前年去李少波老师那里，老先生原来是针灸科的主任，我问老先生艾灸有什么技巧，都能用于哪些病。他说艾灸可以治疗很多疾病，虚、实、寒、热证都可以用。治疗技巧上一般治疗疼痛性疾病灸至不疼，这就是艾灸的量，不说灸几壮或几分钟，他是用这个来判断的，我觉得这个是最好的。麻木类疾病艾灸治疗时，灸至有感觉为止，患处感觉到热了、疼了，这个量就可以了。任何治疗都有量的问题，都会因人、因病有所不同。

鲁： 体质不一样，所以用的量就不一样，时间就不一样。

贾： 为什么艾的温热作用可以治疗各种疾病，热可以治疗寒证，为什么它对热证也有效。我一直在思考这个问题，这个问题我觉得不能停留在艾是温是凉的讨论上了，应该跳出来。首先它是一个刺激，热性的东西有个共同的特点就是能够让你的气血更加顺畅。一般不管是什么病，热证或寒证，都存在气血不畅的问题，疮痈也是气血的郁结，正气有驱邪作用，需要给它一个促进，艾灸就有这样的促进作用。它使周围血管扩张，气血更加顺畅，这样对局部病灶的消灭会更好。艾灸有调理气血、促进气血顺畅的功能，因此所有的病都可以用。因为所有的病，不是因虚不畅，就是因滞不畅，用艾的温通作用就可以解决了，这是它的一个治病机理。我记得古人说过这样的话，当这个病针不能治疗时，可以用药，还可以用艾灸，即"针所不及，灸之所宜"。后来我在琢磨这个道理，扎针的时候就是一个针一个点，是点对点。唯有艾灸的时候是点对片，这相当于你撒出去一把热针一样，它的刺激范围更大，命中的穴位、经络更广泛，且它的作用是使气血保持通畅，通畅了就不容易生病，可以治疗疾病。所以我一直把艾灸当特殊的针来看待，这个针要多细有多细，要多少支就有多少支，跟针灸针类似。

鲁： 针灸针的是一个点，艾灸是一片。咱们中医还有个原则，穴位可以没有找准，但是经络不能不准。艾灸时就不用找那么准的位置，知道经络就可以了，艾灸可以灸一片，整条经络。气通行了，血就顺畅了。气血通畅了，寒证、热证都可以治疗。

贾： 原来学校说的艾灸是热性的，只能治疗寒证，热证不能用。其实不是那么回事。很多阳热的症状是和瘀出现在一起，病灶周围气血不畅，瘀了就要散，散就要通畅气血。

鲁：你看咱们中医外科最常用的药是黄芪，黄芪是个补气药，为什么补气药可以治疗痈疽这些外科疾病呢？黄芪既是补气的又是通气的，黄芪和人参的不同点是人参以补为主，黄芪是以通为主，所以治疗半身不遂的补阳还五汤里大量用黄芪补气又通气，为什么不用人参，人参以补为主。黄芪在外科中有"疮家圣药"之称。

贾：艾灸是几乎所有人都能接受，艾灸现在之所以能够普遍使用，也跟它的使用便捷、治疗痛苦小有关系。

鲁：现在很多保健场所，基本以艾灸为主，他们不一定有针灸师，但是使用艾条没有问题。艾灸的方法有很多种，有的隔姜灸、隔蒜灸、隔附子灸等。艾灸治疗时还是要注意过敏体质的人，避免出现过敏的反应。

贾：艾灸方法有直接灸，就是用艾柱放在皮肤上，在没有烧完前就拿掉，让热力直接透过皮肤。还有隔蒜灸、隔姜灸、隔盐灸、雀啄灸、回旋灸等。在操作的时候为了让病人没有痛苦，治疗的时候要循序渐进，慢慢来，不要一开始就用很高的温度灸，一定是循序渐进的，由远到近以能承受为度。在实际治疗过程中，艾灸跟针灸一样，选用不同的穴位治疗各种疾病，那么在保健层面常用的穴位有几个，我觉得可以介绍一下。

鲁：最常用的穴位咱们都知道，调理气机的膻中、中脘、关元三个穴位比较常用。背部的脾俞、肾俞、命门穴等等也是非常常用的保健穴。再有就是腿上的足三里穴，是个调脾胃、保健的穴位。这几个穴位都是临床常用的穴位。当然还可以根据症状来选穴，比如心悸灸内关，那就要根据不同情况来配穴。

贾：还有在临床上抢救疑难危重病人的时候，也可以选用艾灸的方法。可以选用涌泉穴，涌泉穴无论是针刺还是艾灸刺激性都很强，对于醒神确实是有效。还有一个具有广泛治疗作用的穴位就是神阙（即肚脐）。肚脐灸无论是保健还是抢救病人都可以用，确实是有很好的作用。但是要注意一定不要烫出泡来，因为肚脐是藏污纳垢的地方，容易感染。中医的保健灸常用足三里，有句话说"要想身体安，三里常不干"，就是让足三里穴位上经常化脓，身体就会健康。尤其是进入一个新的地方，疫病流行的地方，山峦瘴气比较严重，那么进入这个地区之前要艾灸足三里，能够增强抵抗力，减少疾病。这个道理是什么呢？因为人体每次感染，都会对病邪产生内在的抵抗力，实际上是外邪调动了我们内在的抵抗力。当我们没有遇到足以让我们生病的外邪时，我们就没有足够的抵抗力调动起来，艾灸足三里让它化脓，化脓实际上就是模拟感染。因为长期刺激，体内对这种感染就产生了一种天然的、广泛的免疫力，使得人体对很多病都有免疫力，不仅仅是这种感染性疾病，非特异性的抵抗力就调动起来了。这是我的理解，至于中医怎么讲，古书上记载的只是经验方法，但真正对道理的讲解，我觉得还待研究。

鲁：足三里穴是个强壮穴，长期刺激这个穴位，可以让身体强壮。有种艾灸方法叫瘢痕灸，就是把局部烧破了，皮肤就会有轻度化脓，就可以在穴位上有长期的慢性刺激，从而调整你的体质。烧个瘢痕是为了给穴位长久的刺激，这种持续的小量刺激，可以改善虚弱的体质。中医有很多治病的方法都很特别，比如火针，将针烧红针入穴位，快速拔出，实际上也是造成一个瘢痕，这样的刺激非常强，对顽固的寒证等非常有效。北京的贺普仁教授就擅长扎火针，我以前也跟过贺老师扎火针。过去扎火针的针非常细，烧红后就变软，不会扎的人容易将病人皮肤烧焦。所以要求扎火针时针尖必须与皮肤垂直，迅速针入拔出。现在有专门扎火针的针，不会变软，找好穴位直接扎就行。治疗过程中病人并没有多大感觉，因为速度很快，没有普通针灸的酸麻胀痛感。

贾：我用过火针治疗某些皮肤病，比如寻常疣（刺瘊子），治疗一次就好。前段时间与学生讨论，为什么有些疾病用艾灸能好，用冷冻也能好，都是极端的方法，一冷一热，都能治好。虽然都好了，但是最后的结果不一样，冷冻治好的，还是会再犯病，用热的办法让他好了的，就不容易再犯。学生问这是为什么。我说这个道理在自然界就有，在人身上也是这样。假如我们把某个生物，比如细菌，放置在很低温度的环境中，它就不活动了，好像这个病就好了。但是一旦温度回升，它就能活。假如你用火烧，那就不一样了，它死了就是真死了，再也活不过来了。这就是说用火、用热的办法来治，有他的彻底性，道理就在这儿，冷冻是硬压下去的。

鲁：所以中医一直认为气是第一位的，阳气是人的本源，阳气就是气偏温热一点，把阳气补足了，身体就健康了。在中医整个发展过程中，真正用寒凉药的时间并不长，从《伤寒论》开始，汉代用的是温药，一直延续到宋代，真正用凉药的是金元时期，像刘河间、朱丹溪等人都用凉药，认为"六气化火"。到了明朝时，一些医家已经由寒凉逐渐转向温热，真正的寒凉派如吴鞠通、叶天士等这些医家创立了温病学派。其实温病学派也用很多的温热药，所以中医整个的发展过程一直以阳气为主体。现在很多学中医的人认为用凉药消炎，为什么消炎呢？"炎"字是两个火，所以用凉药。其实很多温热药也是消炎的，比如花椒、大料、葱、姜、蒜都是热的，但都可以消炎。生活中，遇到大米长虫子了，包一袋花椒放到米里，就一夏天都不生虫子了。这些药是不是消炎药呢？

贾：您提到花椒，我在这里顺便说一下，在《金匮要略》里大建中汤用花椒，用于腹部硬痛，现在看来是腹痛是胃炎引起的。另外，治疗阴阳毒的升麻鳖甲汤里也有花椒。

鲁：现在对中药的认识仅仅在哪些是凉药，哪些是热药，哪些能消炎，哪些不能消炎的层面。我曾经跟王玉川老师探讨过，那时我治疗着一位强直性脊柱炎的病人，我开的都是活血通络的药，王老师说应该用点热药，热药才能帮助他通络，所以我就用上了细辛、川椒等这些药。临床上看病可不是看见冠心病就活血化瘀这么简单，《伤寒论》治疗冠心病的瓜蒌薤白白酒汤，薤白和白酒都是温热的，温通的方法其实比凉通好。

贾：艾灸治疗，纯是温通，没有其他的，但是能治疗很多疾病。艾灸之所以可以广泛用于治疗各种疾病，一个是温的特性可以散寒，一个是通的作用可以使气血通畅，祛除一切邪气。

十九、穴位敷贴

贾：咱们再聊一聊穴位敷贴吧，这是早期的一种外治法。外治法在中国的应用应该是很长时间了，外治法治病的道理是什么？我想这是学医的人和病人都想知道的。

鲁：有个医家叫吴师机，写过一本书叫《理瀹骈文》。这本书的治疗方法都是外用，内外妇儿都外用，比如常用的补中益气也外用。他非常有名气，每天看上百人，那时候还没有圆珠笔，都用毛笔写。他平时就准备好很多药面，用的时候和好就能用了，大部分处方都被用来外用敷贴。现在我们都知道，药物可以通过皮肤屏障被吸收。我们在河北医疗队的时候，当时那个地方臭虫很多，教研室的一个老师就把六六粉撒到裤子上，然后把臭虫抖掉了，结果自己因为穿这裤子得了黄疸，是通过皮肤吸收了毒药的缘故。现在我们有皮肤渗透剂，添加之后可以透皮吸收。外治法绝对有道理，不用透皮剂它也能吸收，《理瀹骈文》里的方子就治好了很多病人。很普通的膏药贴在特定的部位，就能吸收进去，对人体有帮助。现在中医流行的三伏贴等方法就是古代外治方法的一种延伸。贴在经络上的某个穴位、部位，就可以治疗疾病，实际上是中医全息论的应用。比如耳针，耳朵是全身的缩影。还有背部的腧穴，五脏六腑的都有。通过通畅局部气血，来改善全身的气血。

贾：鲁老师您刚才提到吴师机，他说的"外治之理，即内治之理"，就是外治跟内治的道理没什么两样，只不过一个是药物从皮肤吸收，一个是从消化道吸收。但是我觉得还不完全如此，你看我们贴的时候，没有全身都贴上，是有选择性有穴位的。如果按照我们现在的药理研究，是不是达到了有效药物浓度呢？皮肤吸收是很微量的，所以不能够用药物浓度的高低来说这个药物通过皮肤吸收起到了与内服一样的效果，我觉得还有另外的道理在其中。一个是外治法要选择部位，如果是膝关节疼痛肯定是往膝关节处贴，这样就近于患处，就对局部作用强。还有就是对于远部位的治疗，比如按辨证贴肝俞、脾俞的，实际上是运用的经络理论，它调动了机体内在的机制，促进恢复。就像用中药治疗现代西医诊断的感染性疾病，其实中药在体外抗感染的作用很弱，但是用于内服，疾病反而好得很快，就是说不是靠药物的力量抗感染，而是药物调动了机体自身的力量，解决了问题。对于敷贴，这个恐怕还是个主要的机理，如果不把这个道理跟医学生讲明白，他们肯定认为这么点东西怎么会起作用。老百姓也会认为口服都效果不大，外敷能有用吗。就不容易被大家接受。现在的人非要实验室证明出疗效了，才会认同。

鲁：现在全国各地都在做三伏贴，大家都很认同。怎么会认同呢？首先是没有痛苦，贴完了也不影响生活，一年也就头伏、二伏、三伏这三天。临床证明确实有效，病人也就越来越多了。三伏贴是个老百姓认可的、有效的方法，至于道理是什么，还是研究不清。

贾：对于它的机理，从不同的角度就有不同的解答。从西医角度，就会研究它是怎么抗感染，怎么调动免疫力的。但是从我们中医的角度，我觉得用我们刚才那样的表达，已经可以让医生和患者认同了。

二十、天灸

贾： 穴位敷贴目的不一样的时候选药也不一样，介于艾灸和穴位敷贴之间还有一种方法叫天灸。天灸就是用中药贴到皮肤上，让皮肤起疱，也叫发疱灸。艾灸时间长了也可以发疱，用药物敷贴也可以起到这样的作用。发疱灸我以前也用过，有效，它的机理和艾灸、穴位敷贴相符。天灸的常用药物有斑蝥，夏天如果遇到斑蝥落到你身上，千万不能把它打死，打死了你的皮肤上就会起疱，刺激非常强。治疗时，用干的斑蝥研碎，用水或醋调和后，贴到皮肤上，很快就起疱了。还有两种常用的药物是白芥子和大蒜，这些都可以引起发疱。所以这些药在穴位敷贴时不能用太长时间。如果你不想让他起疱，又想起到治疗作用，那就估计好时间，在发疱前把药物去掉，就可以了。想起疱就时间长一点，如果起疱太厉害了，就将疱刺破，液体流出后，敷上无菌纱布即可。这是我在临床上用天灸的一点经验。

鲁： 我没用过发疱灸，但是这绝对有道理，就跟咱们说的瘢痕灸一样，也是给皮肤局部一个刺激。

贾： 到现在我们讲了针灸、艾灸及穴位敷贴三种方法，这三种治疗方法在临床上要灵活使用。因为有的人怕针，怕疼，但是艾灸和穴位敷贴不过皮，病人就会觉得安全，而且对于小孩子也容易接受，所以对于怕扎针怕疼的人，我们可以选择艾灸或穴位敷贴来治病。那么对于不怕疼的，针刺作用还是见效很快。

鲁： 也有喜欢用针灸治疗的病人。

贾： 在这三种方法中，我觉得见效最快的还是针灸，可以说是立竿见影。对于想立即解决问题的患者来说还是针灸好。

二十一、了解推拿

贾： 咱们再聊一聊推拿吧。现在在大医院里都有按摩科，老百姓也了解推拿，家里有孩子的对小儿推拿感兴趣。那么推拿作为一种治病防病的办法，非常方便，连针、艾条、药物都不需要，有一双手就行了。中医在这方面经验积累还是很丰富的，请您给我们讲讲推拿治病的道理。

鲁：推拿治病的总体道理和中医的经络学说、人体的解剖学都有关系。学过解剖的人都知道肌肉骨骼是固定的，尤其布局，不能乱了。大多数去推拿的人都是肌肉酸胀疼痛的病，但不要认为中医的按摩就只能治疗肌肉疼痛酸胀这些疾病。中医真正的按摩和针灸一样，可以治疗内外妇儿各种疾病。按摩的思路是按照经络理论，促进气血流通来治疗的。北京中医药大学的臧福科教授研究局部震颤法治疗乳腺增生。臧福科是刘寿山老先生的弟子，他创立了振腹疗法治疗乳腺增生、子宫肌瘤等疾病，这些病一般不认为是按摩科治的疾病。但是很多内科疾病运用按摩手法治疗，效果非常好。我在宽街中医院实习的时候，跟过一位老先生看病，他常用推鱼际的方法治疗小儿消化不良，再配合些药物，小孩很快就好了。中医有很多这样的简单的方法，但是具体什么机理，很多都还不清楚。

贾：中医推拿的理论体系还是比较完整的，跟针灸是一个理论体系，都是中医脏腑、经络理论的应用。至于用什么手法，那就看用在什么部位。比如在肌肉不丰厚的地方，就用捏法，在肌肉丰厚的地方，就可以用按法、推法。从原理上来讲就是一个字"顺"，让它保持气血的通顺，保证它的功能状态。只要通顺就好，符合它本来的生理就好。所有的手法最终是这个目的，根据不同的部位、不同的疾病，操作会有不同，但是都是为了"顺"，顺气血、顺经络、顺经气的运行方向，最终还是脏腑经络学说在指导推拿。前年我去找李少波老师请他传授真气运行法以外的绝技，他告诉我一些推拿的要领，在我看来是非常宝贵的东西。李少波老师有个徒弟就是专门用推拿的方法治疗小儿发烧、腹泻，在兰州开了个"真气堂"诊所，治疗效果非常好，每天都有上百人就诊。李少波老师传授的针灸推拿要领，在我去年出版的《李少波真气运行针灸推拿实践》这本书里有。刚才您提到的乳腺增生病，从西医来讲是个器质性病变，从中医来讲往往从肝论治。推拿治疗这样的疾病，使乳腺周围气血通畅了，那么这个瘀自然就消除了，所以说推拿肯定有效，而且立竿见影。这个我在临床有体会，我不是用他们的方法，我不在乳腺周围治疗，而是在胳膊上，也就几十秒钟的时间内，就可以解决乳房的胀痛。我觉得中医推拿技术有中医理论的指导，又有经验的积累，但是如果从中西医结合角度来看问题的话，可以借鉴西医的解剖学知识，了解乳腺和周围组织的关系，再配合中医理论，两者合起来指导推拿技术，效果会更好。涉及中医传承方面，我们不能够拒绝新的东西传进来，不仅仅是传统中医经验的传承。如果没有新的知识进来，就没有达到传承的目的，传承的目的是发扬和发展。

鲁：每种治疗都有各自的优势，治得好病就行。君臣佐使的关系都是次要的，把病治好了，什么都有理。所以，我对很多人说"疗效是第一位的"，治好了还可以再去研究为什么，治不好病说什么都没用。

贾：我觉得离开病人，单纯评价方子是毫无意义的。治好病是硬道理，理论讲得再好，解决不了实际问题，说明这个理论是不对的或者是没有用对。

很多人在犯这种错误。一看病好了，要求讲出道理来，给他讲明道理了，然后又觉得你讲的道理不对。道理怎么会不对，人家就是按照这个道理把病治好的啊。

鲁：评价任何大夫的疗效不要看他看了多少病人，而是要看病人对大夫的评价。看好病的因素很多，其中一个就是情志因素。只要能把病看好了，就是有道理。

贾：对，没效说明坚持的道理不适合病人的病情，或虽然有道理但是用的地方不对。

推拿的适应证不仅仅是疼痛，推拿应该适用于所有的病证，因为它基于脏腑经络，调理脏腑经络的，所以一定会影响全身。

鲁：推拿适用于多种疾病，内、外、妇、儿科的病，全可用推拿按摩方法治疗。

贾：推拿还有很多非常值得挖掘的东西，现在到针灸推拿科都是以疼痛为主的病了，因此，有精力时需要将内伤疾病的推拿按摩治疗整理一下。首先整理文献，看看古人的经验，然后再谈发展。

鲁：推拿不仅仅是治疗疼痛的，还可以治疗其他疾病。

贾：包括针灸也是面临这样的情况，已经退缩到只治痛证、痹证了。针灸在其他疾病方面的应用就很少了。古代文献记载针灸可以治疗精神分裂症，李少波老师也介绍过针刺风府可以治疗精神分裂症，效果非常快，立竿见影，很多这样的东西在传承过程中丢了，丢的原因是由于其他知识的普及，认为那些知识是最先进的，然后就把传统的、实际上最优秀的丢了。掌握了最先进的，却丢了最优秀的。我觉得这个在传承、学习过程中是要警惕和避免的。

二十二、情志疗法原理

贾：情志疗法在非药物疗法中一直都非常重要，曾经有人拍过一个叫《黄帝内经》的电视系列片，其中专门有那么一集讲了情志治病的案例。古代医家将五行生克关系应用到治疗情志疾病，但现在临床应用的越来越少，您给我们讲讲通过七情调节来治病的原理以及为什么现在应用的越来越少吧。

鲁：受中国传统文化影响，一般人不愿把隐私告诉别人，不像西方文化，遇到什么事情可以跟神父、上帝诉说。在中国，遇到什么事都是自己来承担。随着社会的发展，工作压力的增大，患心理疾病的人越来越多，诸如焦虑症、抑郁症等，心理医生也特别多。七情具体为怒、喜、忧、思、悲、恐、惊七种，中医认识到，怒则气上，喜则气缓，忧则气聚，悲则气消，思则气结，恐则气下，惊则气乱。原来只有喜怒思悲恐五志，后来又加了忧惊成为了七情。七情直接影响到气，进一步影响到血。中医本是"气一原论"，不是"血一原论"。现在很多中医大家、学者，一谈到心就认为是血的问题，这是欠妥的，它的关键在于"气"，而不是"血"。"怒则气上"的原因是有精神的刺激才会怒的，假如我批评你，你生气了，但没准儿旁观的人还会乐呢。情志致病原因不在于刺激你情志的话语或事件本身，而是你对这个刺激的反应和感受。同一件事，不可能让所有的人有同一种七情反应，有的生气，有的高兴，有的无所谓，结果就会大不相同。

贾：我们怎样来利用七情对气的影响来治疗疾病？七情可以导致疾病就可以用于纠正疾病。任何事情都是这样，一定会有另外的作用。"怒则气上"，我们怎样来利用"怒"来治疗气陷？中医按照五行生克规律来应用七情，比如木克土，木对应的情志是怒，土对应的情志是思。如果有个病人思虑过度导致气结，这时可以采取让患者有怒的情绪反应的措施，不管什么方法，让他生气，可能就能解决他思则气结所导致的一切不舒服的症状。中医在运用七情调理人体健康时，用的是五行生克规律。有的时候需要用相生的规律，有的时候需要用相克的规律，这也是五行生克规律在实际中的一个应用。七情治病中的七情不是一个原因，而是一个过程，情志调节的治疗作用确实是太强大了。为什么呢？你看咱们中医讲气血的时候，气在先，血在后。气乱了就会生病，是内因。所以从气上着手治病，速度是最快的。你看临床上有的病人刚来看病的时候愁眉苦脸，神疲乏力，等看完病，讲清楚病情，马上就高高兴兴、精神抖擞地回去了，还没吃药就觉得好了一半。所以说能够把七情治病应用到临床实际中来，一定是更高级的疗法，而绝不是一个心理暗示，这种治疗直接调节气机，显效最快。也是从心而治，心为五脏六腑之大主，医生用语言调节病人的心，通过对病人心的调节，使其气机得到进一步调理，这样病就容易好了。所以，我认为中医的七情治病原理从高度上讲远远胜于药物，见效的速度比药还快。

鲁：我这里治着一个胰头癌的病人，当时诊断后医生说只有3个月生存时间，一直坚持在我这里吃中药，也不上化疗。后来又查出来升结肠有阴影，担心是胰头癌的转移，去肿瘤医院问医生，医生说胰头癌不会有结肠转移。这之后，又因打增强免疫力的针过敏发高烧，一下子瘦了很多，本来癌症病人就很瘦，所以心理压力非常大，天天称体重。后来又去肿瘤医院咨询，医生也不同意化疗，最后他死心了，不做化疗了，踏踏实实吃中药，到今年十月他的治疗就到一年了，情况都挺好的，他心里也就踏实多了，我对病人说只要吃着药肯定会越来越好。

贾：这里面又引出来一个话题。我们刚才在聊情志疗法，情志疗法有很多种办法。怎么样调动患者喜怒忧思悲恐的这些情绪？一种办法就是直接谈话，比如骂他让他生气，这种纯语言的调节效果很快，但是不持久。被骂的人当时很生气，很快可能就不生气了，那么这样就不起作用了。告诉他一个好事，当时很高兴，过一会儿一猜疑，又高兴不起来了。鲁老刚才讲的病例也是情绪调节，让他吃着药身体不难受了，并告诉他会让他越来越好。鲁老并没有说会治愈，但是病人相信可以越来越好心里就高兴了，那么有了"喜"这样的情绪反应的时候，气机就舒畅了，疾病就更容易好。所以，不要把情志调节的手段仅仅理解成语言的刺激，通过药物、语言、表情等各种方式都可以起到情绪调节的作用。比如，医生看化验单时摇头叹气，你再跟病人说什么都不起作用了。所以，医生讲话的内容和语气都很重要，可以用情志调节的办法来帮助他治好病，包括病人身体的疼痛通过针灸治疗缓解了，也是对情绪的一种调节，情绪变化可以调节气机而帮助恢复健康，所以不要把情志调节仅仅理解成语言调节这么一种办法。

鲁：中医有很多医家都善用情志调节的办法治病，最著名的就是张子和。

张子和在《儒门事亲》这本著作中大概有一百多个病案都是用情志疗法来治病的。我举个里面的医案，有位富人在探亲的路上被土匪打劫吓坏了，结果回家后只要听到脚步声就昏厥，很多医家都觉得治不了，不敢诊治，张子和想了个办法，在病人没注意的情况下，突然用惊堂木敲了一下桌子，病人吓了一跳，差点晕过去，就这样反复多次，晚上的时候，张子和让佣人在病人卧房外时不时地敲敲门窗，慢慢地病人就不再害怕了，昏厥也就没有再犯。张子和认为该病人受惊后引起的疾病，"惊则气乱"导致昏厥。他认为受惊是平常很少发生的事情，让他成为常事儿，病人就习惯了，不再害怕了，病也就好了。还有一个病例，一位妇人因思念丈夫，渐渐觉得腹胀，张子和一诊脉觉得身体无大碍，是因为思虑过度"思则气结"造成的。按情志调节的方法，怒克思，想办法让病人发怒，于是张子和向她提出各种要求，就是不给她看病，终于有一个天病人忍不住了，冲他发怒结果腹中的气结马上消散了，这样病就治好了。这说明一个问题，当医生不是你服务态度好就能看好病的，关键是交心，让病人信任你。我经常跟我的病人说，我能给你看病是一种缘分，你相信我就能给你看好。有些病人有不良的生活习惯就需要批评。

贾：批评也是治疗。

鲁：对，所以好医生首先要是个很好的心理医生，医生要了解当前社会以及病人是怎么得的病，这是主要的。同时要给病人信心，有信心很多病都能治好。

贾：鲁老师，您刚才提到的张子和拍惊堂木治疗病人的医案，很有启发，之所以受惊容易晕厥，就是因为平时很少遇到这样的事情，把少发的事件变成多发的事件，习以为常就不会有多大的情绪反应了，所以疾病也就好了。七情都可以作为情志调节的一个办法，用五行生克的机理来应用。但是我们用了情志调节的办法治疗疾病，它的疗效是有限的，怎么办。怎么样能让病人从根本上缓解，就跟吃药一样，如果吃了一服药有效后不继续吃了，那么疾病还是不会痊愈。情绪调节应该像调方子一样，需要连续调理，每次还要换药、调整配伍，就是还要让病人产生同样的情绪反应，但是要变换方法，不能总是用一种方法。多种方法结合，让他产生相同的情绪反应，积累疗效。刚才鲁老提到的把偶发的事情变成一个常发的事情，这是个很有价值的办法，因为当一个人对某个事情习以为常时就不会大惊小怪了，就不会有情绪反应了。假如病人恐惧死亡，但是医生心里清楚他现在是不会有生命危险的，可以跟他说几个小时后他可能就会死，时间到了后他会发现他没有死，经常跟他这么说，他渐渐发现这些都是不对的，就会不再轻易相信死亡的预言了。无论是什么样的病人，喜悦对多数病人来说总是好的，那么怎么样让病人产生喜悦的情绪，这是要做文章的，因为所有病人找你来看病的都是痛苦的。"喜怒忧思悲恐惊"里只有喜是不痛苦的，其他的都是痛苦的。你要调动患者喜悦的情绪，如何让病人喜悦呢？首先是马上解决病人当下最痛苦的问题，病人就能产生喜的情绪。今天上午有个腹痛病人，扎了一针，两分钟不到肚子不疼了，非常高兴。高兴的情绪就可以调节体内紊乱的气机，气机不乱了，病也就容易好了。还有些病人看问题总是关注不好的一面，那么我们在治疗过程中始终要告诉他好的一面，帮助他学会看事物好的方面。病人产生正面的情绪影响，疾病就会好得更快。在情绪疗法中始终要让病人产生喜悦的情绪，对于疾病的治疗会有帮助。

鲁：对，还要增强病人治好病的信心，这非常重要。

贾：要让病人关注进步的地方。在我这儿还有个病人，一开始疗效总是不明显，后来经过仔细询问犯病细节，发现他看待事物的方法存在问题，于是，给他《静心慧语》抄写诵读，又给他布置了一个任务，让他每天睡觉之前，回忆当天哪几件事是让他高兴的，或者从不高兴的事情里面能找出两点让他高兴的地方也行。因为任何事情没有绝对的不好，肯定会有好的方面，就把这个任务作为作业布置给他，大概一两周后，这个病人的病情就明显好转了。因为当他关注好的方面时，他就能发现坏事不全是坏的，也有好的方面。就像看人一样，看某个人总是不顺眼，当你看到他的优点时，就会改变原来的看法。改变自己对别人和一些事情的看法，不满的情绪就会减少，这样身体就会健康。所以，始终要用能让病人产生喜悦、产生希望、产生持久效应的方法，让他执行。不能将情志调节的方法局限在五行生克的关系上。

鲁：中医常说"人身三宝精气神"，其中调神是最重要的。我现在就是看看病、看看书，有朋友来了就聊聊天，每天很愉快，也很满足，这样身体就会好。我最近治着一个肝癌的病人，刚来看病的时候手里还有 863 计划的项目，后来不干了，说保命要紧。

贾：你看人争名逐利，最后看明白了，还是健康最重要，其他的都是可有可无的。既然健康是最重要的，那么我们从事的职业就是最高尚的。当医生是很愉快的事情，帮助病人恢复健康，其实我们比他们还要高兴。在调节别人情志的时候，实际上把我们自己的情志也调节了。昨天在微博上看到，说良医有两种，一种是能给病人看好病的医生，另一种是自己看不好会推荐给在这方面更专业的医生，这也是良医。我给加了第三种良医，就是当大家都治不好的时候，你能想办法给病人医治，这也是良医。当患者取得疗效的时候，其实医生心里是最高兴的，有成就感。

鲁：作为医生，首先要调节好自己的情志。

贾：鲁老提的这点很重要，要想调节好病人的情绪，首先自己要有个良好的情绪。不然没法调节别人，病人看你情绪都不好，怎么能信任你，所以，我们首先要调节好自己。

鲁：医生看病就遵循"大医精诚"的内容来要求自己，认认真真看病，不能病人多了，你就烦了，就冲病人发火。

贾：医生队伍里有的人健康长寿，有的人也短寿。孙思邈就活了一百多岁。他要是没有那样的境界、那样宁静的心，就不可能活这么长时间，也正因为是这样，孙思邈被后人敬仰，尊称为药王。

二十三、香熏治病原理

贾：咱们现在聊一聊香熏疗法。随着生活水平的提高，人们已经开始使用香熏疗法来治病，但是对于广大老百姓来讲，对于香熏的认识还是不够的。我上学的时候也是不能理解不能相信仅仅佩戴香囊就可以防止瘟疫，但是后来我慢慢接受了，觉得香熏疗法确实是个很好的办法。那么对于香熏，中医里有哪些论著？哪些医家研究比较多一些？

鲁：我查过很多相关书籍，古代中医没有一本书是专门研究香熏的。过去想让女同志不怀孕，就让她佩戴麝香，就可以避孕。麝香不但可以让女性不怀孕，还会导致流产。香熏疗法在古代一般是达官贵人才能使用的疗法，现在生活水平好了，老百姓也有这样的需求。现在香熏一般在养生馆、足浴店等地方使用比较多。香熏有很多种类，其中有利于身体的，也有对身体有害的。

贾：我以前不能认同香熏疗法，但是经过长期思考后，逐渐明白了它的作用。中药都有四气五味，现代讲的四气指寒热温凉，但《黄帝内经》里说五气，指的是"腥、臊、香、臭、腐"五种气味，这五种气味通过嗅觉与不同的脏腑相关联，能够治疗不同的疾病。中药关于药物气味这方面的内容没有发展起来，只有零星的一些经验，比如弄个小组方，佩戴在身上可以预防瘟疫。那么道理到底是什么呢？口服的药物可以通过五味来治疗我们的疾病，是在能看见、摸着、尝到的层面上；还有一种也能治病，就是五色，可以通过视觉来调节我们的人体；各种音乐也可以调整我们的健康；寒热可以通过皮肤来调节我们的健康。那么通过鼻子闻味能不能治病呢？其实这是作用最直接的治病方法之一。比如孕妇闻到麝香的气味就能流产，就那么一点点麝香分子就可以导致流产，可见通过鼻子闻来治病应该是更高效的。大自然赋予我们鼻子，作用仅次于眼睛，眼睛看见危险我们能够马上躲开，鼻子闻到不好的气味也是马上躲开，闻到香的味道就去找了。舌头是最笨的，非要吃进嘴里才知道好不好。中医讲肺开窍于鼻，肺主一身之气，调节鼻子就是通过肺来调节五脏，岂不更高效。所以，我认为香熏疗法一定要按中医理论，再认真地、系统地挖掘一番。那么没什么气味的药物怎么让它以气味的形式治病呢？只要它变成气体分子就可以被闻到，闻到就能对身体产生作用。至于治疗规律，《黄帝内经》里面讲过，什么气味入什么脏腑，在我写的《贾海忠中医体悟》那本书里，专门写过口味与气味的关系。那么怎样做到鼻子闻到一点气味就能起到治疗作用呢？其实最简单的方法就是多种药物混合后产生新的物质散发出来。另一种就是通过温度升高，挥发性物质散发出来，挥发性的东西可以融入到空气里，被吸进鼻子，直接起作用。中药加热后会产生什么气体，这些气体对人体会产生什么样的生理影响，这部分内容是大有学问可做的，而且闻气味治病，小孩子也容易接受。

鲁：孙思邈时代记载了很多香熏的方子，如治疗温病时到什么季节，用什么香草熏，对人体健康是有益的。香熏疗法以民间应用为主，有个方子叫十香返魂丹，有檀香、木香、安息香等，用于治疗昏厥等急症。还有夏天经常用的清凉油，抹在鼻子下面，就能提神醒脑。香熏疗法的作用是非常快的，有部分还应用于急救方面。

贾：为什么气体通过鼻腔起效最快？人体十二对脑神经第一对就是嗅神经，它在最前面。再看看动物也是，首先用鼻子探测它的食物，判断哪些是危险的、要避开的。眼睛没有鼻子这么灵敏，眼睛看东西是直线的，但鼻子闻气味是可以曲线的，所以嗅觉这部分的功能需要进一步深入研究，香熏疗法大有学问可做。我一直想做这样的研究，把每味药通过加温，记录下它的气味，然后再去挖掘它的治疗作用。我一直有这样的想法，希望将来能把这方面学问深入做一做。再比如以前用冠心 2 号口服治疗冠心病心绞痛，后来出现了舌下含的硝酸甘油，中医也发明了速效救心丸，也是舌下含的，但是更高级的还是宽胸气雾剂，一喷一吸效果更快，所以说气体的治疗比舌下含更快，直接进入肺。

鲁： 但是这需要有一批的人静下心来研究。

贾： 静下心来好好研究它，总结出有效的配方，然后推广。我们聊的题目是"中医精粹传承问答"，实际上我们不但聊前人留给我们的，还要聊以后往哪个方向发展，不光是继承，传承是为了发展。要清楚哪些地方祖先做了尝试但是不系统，我们应该怎么做，这些都是我们需要聊的内容。

二十四、环境疗法原理

贾： 今天咱们聊一聊环境疗法。中医一直讲治病时要因人、因地、因时制宜，这不仅仅是辨证的要求，在治疗的时候也是要求根据不同的人采取不同的治疗方法。因地制宜指在不同的地区药物用量不同，多数书籍更倾向于有关这方面的讲解，但是用更换环境的办法来治疗疾病这方面内容讲的比较少。我有一个同事，他父亲有老慢支，每年冬天都犯病，后来在海南买了房子，到冬天的时候就去海南住，过了冬天又回到老家，这样老慢支的病再也没有发作过。环境的更换在治疗疾病过程中具有非常重要的地位，什么药都不用吃，换了环境就不犯病了。那么更换环境治疗疾病的机理是什么？

鲁： 中医经常强调因地制宜，就是不同地区的人生活习惯不同，治疗方法不同。俗话说"南甜北咸，东辣西酸"，就是南方人爱吃甜的，北方人爱吃咸的，东部的人爱吃辣的，西部的人爱吃酸的。我以前只知道山西人爱吃醋，后来去敦煌发现当地人也很爱吃醋。当地流传一句话"盐改精神，醋改乏，甜的吃多摔马趴"。四川人爱吃辣椒，因为四川寒湿较盛，因而云贵川地区出现了很多火神派的医家，其中火神派的重要传人吴佩衡曾经用附子用到了 250克，是现代方剂学中用量的 25 倍。一方水土养一方人，地域对每个人都有影响。美国有很多人都有过敏性疾病，现在中国人得过敏性疾病的也越来越多了。过去打青霉素不需要皮试，四万单位就可以取得很好的效果，现在是用千万单位的青霉素都不一定有效了，所以说环境可以改变人。

贾：鲁老师刚才讲的是不同地理环境造成不同的疾病，最后成就了不同风格的医生，那么怎么样改变环境来治疗疾病呢？中医里面讲得还是比较丰富的。环境有小环境、大环境、还有气候、阳光等自然环境，不同环境就产生不同疾病。前段时间来了个病人，他问"我现在的病是不是与我小时候居住环境非常恶劣有关？"他说他在上中学的时候，住在半地下室，非常潮湿。我认为还是有关系的，就拿我本人来讲，我对环境的选择是有要求的。我就不愿意去南方住，因为南方湿度大。二十年前，我去云南，在火车上走到湖南至贵州这段路时，身上就开始痒了，等到了昆明，湿疹就慢慢好了。就那么短时间的接触，就会有这么大的影响，所以我不愿在南方久留。当我们知道我们的体质不适合在潮湿、湿热的环境中生存的时候，我们就要找适合我们的环境。所以环境疗法对于不同的人要采取不同的方法。南方人到北方来，也不适应北方的干燥。怎么来更换环境呢？哪些病适合更换环境？

鲁：我去过全国很多地方，每个地方的环境都不同。举个饮水的例子，地域不同，水质不一样，水环境大不相同。我在遵化地区参加过医疗队，在当地住了三年，这期间我深刻感受到环境对人的影响。我本身脾胃很好，很少闹肚子，结果在遵化我喝当地煮开的水都会闹肚子，而当地人却用井里打来的水直接泡饭吃都没事。后来发现，遵化医生开药都是五钱（15克）以上，甚至用到20克，但咱们北京地区一般用5～10克。如果有遵化人来北京看病，你就要注意到这一点。所以看病的时候，病人生活在哪里？工作在哪里？环境如何？这些情况必须要了解。如果没有了解，对于你治病、改变他身体状况都不利。当地有个老中医，大黄一用就用到五钱、六钱，咱们用大黄就三钱左右，多了就会拉肚子。一方水土养一方人，一方水土也养一方大夫，不管你是哪个大学毕业的，到某个地方去当医生，一定要向当地医生认真地请教，了解当地人生活习惯，学习当地医生用药特点，这样你才能当一个好医生，不能就按中药学讲的标准来看病。

贾：对，离开具体面临的问题，一切标准都不是标准，就像我们看病要辨证论治，具体情况具体分析。您喝遵化的水就拉肚子，当地人喝一辈子也没事，这就说明环境对人的影响确实是很大。您从遵化回北京之后就应该没问题了，不拉肚子了，这就是环境的更换对疾病的影响。那么怎么来选择适合的环境？我有点粗浅的认识，其实还是按照中医的辨证原理来选择环境的。假如是个阴寒体质的人，他就适合选择温暖的环境。这种情况下，条件许可的情况下，可以大跨度去选择环境。比如冬天了，就可以往南迁移，那么冬天易犯的疾病，如关节疼痛就可以缓解。如果你不具备改变大环境的条件，那你可以改变小环境。比如单元房有阴面、阳面的区别，两者温度差很大，阴寒体质的人还是要选择住在阳面的房间，虽然屋里有暖气，还是有差别，要根据自己的体质更换居住的环境。如果是阴虚燥热的体质，那么适合住潮湿点的地方，也可以把家里环境弄得潮湿些，地面洒水或者用加湿器等办法。这是从寒热燥湿的角度来考虑环境的，如果从具体脏腑功能失调来讲，怎么来改变？刚才鲁老师讲的例子就是，一喝当地的水就拉肚子，这就属于脾胃功能不能适应那里的环境。环境变化对人的影响最多见的还是对呼吸道的影响，有的病一到某个季节就犯，今天早上还有个过敏性哮喘的病人说一到冬天就哮喘。像这类人，改变环境对疾病是有帮助的。还有老慢支的病人对寒冷不能适应，就往南迁至空气好、温度适宜的地方就不容易犯病。从临床上看到大概就这些，可以通过改变环境来帮助治疗疾病。这是自然的、生物的环境，还有一种就是社会环境。社会环境也很重要，精神紧张、疑心重、遇事焦虑的人，如果他处在焦虑人群中，那么会越来越焦虑，这时候需要他改变他相处的人群环境。有些人当他接触了某些合适的群体环境，他的心情就会愉快，精神方面的异常就改善了。环境疗法一般更多地强调自然环境，对于人文、心理环境的重视不够。但是古人都提到过，例如"近朱者赤，近墨者黑"，当你是这类疾病时，又接触相同疾病的人群，那么对疾病就不会有益反而有害。

鲁：长期给精神类疾病患者看病，最后医生可能也会有点神经质了。

贾：对，医生也会被这样的环境所改变。

鲁：我治过一个病人，是个监狱长，长期监管劳改犯。由于长期处于这样的环境，他形成了一个习惯，见到谁都不会乐，人的性格都被改变了。

贾：社会环境疗法要增加补充到环境疗法中，医学院校的教学特别强调了自然环境对人的影响，社会环境对人的影响相对被忽略了。中医基础理论讲到了七情对人的影响，七情只是情绪反应，不是真正的病因，真正的病因是文化氛围，这才是七情的病因。如果有心理这方面疾病的话，需要不断地去改变人文环境。即便不是心理方面的疾病是生理方面的疾病，改变人文环境也是有益的。改变了心理状态之后，我们的身体也会好很多，因为我们的身心是密切相关的。还有过敏性疾病，如果这个人的心态好，不紧张，过敏的反应程度就轻。如果是焦虑不安的病人，再犯过敏疾病，那他的过敏会加重。所以，我们在改变自然环境的同时，要改变社会环境，这对于治病来讲能够起到很大的作用，有的时候远远超过药物的作用。

鲁：学中医不仅学习医学知识本身，还要尽可能了解当地的自然环境和社会环境。咱们中医院校毕业的学生很多都出国行医，在世界各地都有，他们在当地行医，就要了解当地的社会环境和自然环境，这样才有利于治疗。如同法律，每个国家都不同。

贾：鲁老您提到法律，法律是文化的一部分，我想到一个问题。每个人都想自由，作为独立的个人，在一定限度内没有人可以控制你。但是你又是社会中的一个人，想不被管都不可能。我们每个人都是个性与社会性的统一，没有绝对的自由。无论是心态还是与自然环境的相处，对于个人来讲就是要去适应它。你想影响社会环境和自然环境除非你有这个能力，没有能力的时候最好的办法就是去适应它。适应就不会有多大的危害，树立了适应的观念就不会追求改变别人，而是向内求，去改变自己。今天上午来了位复诊的病人，第一次来的时候说"我就不想改变我的想法"，我相信他会改变的，因为我告诉他，如果他不能改变自己的想法，受罪的只能是自己，不会有别人，除非他就想受这个罪，这次复诊就已经看出他的改变了，我相信他会继续改变的。

二十五、气功治病的秘密

贾：鲁老，今天咱们聊一聊气功吧。针灸、中药、艾灸、推拿等这些治疗方法都是大家所熟悉的，但对于气功大家了解就相对较少，实践气功的医生就更少，因此，对气功的体会和评价就各种各样。我想从我的切身体会谈一下感受。我对气功的认识是从怀疑开始的，上大学的时候，也是先学阴阳五行，当时不能理解，感觉这些知识与之前受的教育格格不入，听到气功时就更觉得玄。虽然是学中医的，但还是处于怀疑的阶段。我在大二的时候，因为身体原因，无奈之下才接触气功的。我上大学时经常腹泻，校医室给开点药吃了就好，不吃药就又开始腹泻，总是好不了。后来我在看杂志的时候，看到了一篇辨证施功的文章，介绍说脾胃病应该练内养功。当时就抱着试试看的态度开始练习内养功，当我练到第 19 天时腹泻的毛病就好了，从此以后一直很好，觉得气功真是好，不用吃药，也不打针，按照书上的要领去做，疾病就好了。后来我就喜欢上了气功，开始研究气功。当时我对经络的存在是怀疑的，正好看到了李少波老师写的《真气运行法》，书中写到可以体会到真气在经络的运行。感觉也是一种认知方式，不光是眼睛看、手摸这些认知方式。自己感觉到自己体内的变化，这也是认识人体内在世界的一种方法。于是我就照着练，结果真的出现了书中写的经络循行的感觉。在这之前我也练过其他的功法，但是都没有这样的感觉。因此我认为，气功一直存在，而且那么多人在练，它一定是有效的，没效的话就不会有人传播。遇到有需要练功的病人，我也会给他们推荐。气功的疗效是肯定的，至今为止在医学教育体系中没有把气功放在它应该在的位置上给予重视，但是它的疗效确实可以肯定，在很多疑难疾病中是要胜过药物的，我觉得这方面是要强调的。现代人都愿意问个究竟，经常会问没有吃药没有打针练练气功疾病怎么就好了这样的问题，鲁老您给我们聊一聊您对气功治疗疾病原理的理解吧。

鲁：我没有真正练过气功。20 世纪 50 年代的中医学院就设置气功课程，我练过卧功，结果躺下没多长时间就睡着了。我当时爱运动，喜欢打篮球等运动，而气功多数是静功，练一会儿就睡着了。因此，对气功了解不多。毕业后很长一段时间，我才慢慢发现练过功和不练功的人身体健康状况确实差异度很大。我举个例子，咱们的针灸大师北京中医医院的贺普仁教授，他本身是大成拳的传人，一直练武术。现在他已经快九十岁了，还耳聪目明的，穿针引线都没问题。他的针灸手法与气功也有关系，中医界很多针灸按摩的传人都练过武术和气功，有气功功底和没有气功功底的针灸疗效就是不一样。

贾：我说说我个人的体会吧。现在气功的种类很多，总体上分为两大类，一类是动功，一类是静功。动功是运动状态下做的，静功就是在安静状态下做的。象武术、太极、形意拳、八卦掌等都是动功，我上大学时练过太极拳、八极拳、散打，后来体验过点穴。大家都很想知道气功治病的原理是什么。我认为就是两个字，一个就是"顺"。脏腑、经络都要顺畅，顺应其轨迹，不能逆着来。通过"顺"就达到"和"的状态，再进一步达到身心合一。无论是动功还是静功，没有不要用"心"的，始终是身心一体化的锻炼。它与被动的按摩效果不一样，与一边锻炼肌肉一边想其他事情的健身运动也不一样。气功一定是身心同时锻炼的，所以它的原理就是把脏腑、经络调整顺了、和谐了，达到身心的协调统一。至于气功的技术就很多了，就像我们中医，涉及治疗技术就太多了。虽然有这么多方法，但万变不离其宗，总有共同的最核心的东西。我们讲"阴阳者，天地之道也，万物之纲纪，变化之父母，生杀之本始，神明之府也"，最后所有的都归到阴阳里。气功最终归到三方面，一个是"入静"，无论是动功还是静功，都先是入静，心静下来。第二个就是"调息"，就是调整我们的呼吸。第三个就是"意守"，用我们的意念关注某个部位。无论动功还是静功都要有意守。

在这基础上演化出来的功法就非常多了，像刚才提到的内养功、真气运行，还有佛教里的功法、道教的功法。现在比较通行的功法有内养功、李少波老师创立的真气运行法。从健身的角度，调理五脏六腑的功能，达到身心统一的状态，练这两个静功已经很好了。如果大家要学动功的话，我感觉还是太极拳最好。太极拳的境界太高了，抓住了最关键的东西。前段时间有个节目，找了亚洲力量最大的大力士，他能将25吨的汽车推100米，他说没有他推不动的东西。节目组的人找到了河南陈家沟陈式太极拳的掌门人，67岁的一位老先生。老先生说还没有找到能推动他的人。节目组在地上画了太极图，让他们站在太极图里面较量，结果大力士怎么都不能把老先生推出圈外。太极拳到底高明在哪里呢？大力士较量完之后说了一句话：我怎么推都用不上力。用不上力的话，有再大的力量也没有用啊。太极就是高明在把力给化开，那是怎么化解力量的呢？太极用了最高明的科学技术。举个例子就能明白其中道理了。当车轮无论转多快，有一个地方是不动的，就是圆心，其他的都在做快速的位移，就一点是无位移的，那就是无极。无极可以变成太极，极就是端的意思，当两端合二为一的时候就是无极，展开了就有"极"了。当你在无极的状态下，谁都奈何不了你。大力士推老先生的力量怎么都用不上，因为力量都被化解掉了。太极不用力就能让全身和谐，如果从医疗的角度考虑，我提倡练太极。我有个师兄，他既是太极的传人，又是李少波老师的弟子，他为什么后来又练真气运行呢？他说练太极的人好像长寿的不是很多，或者是不够长寿，但是李少波老师亲身证明了真气运行可以让人长寿，因此这位师兄也开始练真气运行了。

气功一直以来受到一大批人的批判，这也不奇怪，因为功法多种多样，难免会出现偏差。有的人练出精神问题，有的人练到感觉气在体内乱窜。为什么会出偏？就是因为违背了生理规律。刚才提到气功的"入静、调息、意守"的三个方面，其中调息是容易出现问题的。正常情况下，人吸气的时候胸腹部是向外扩张，呼气的时候胸腹部向内收。有些功法强调的是逆呼吸，逆呼吸是违反生理规律的，但是又可以治好一部分疾病，这是没问题的，就像大黄是泻药，也能治好一部分疾病。但是逆呼吸作为保健强身、终身练习的方法是不可以的，阶段性的治疗是可以的。动功容易出现问题的是在意守这个环节，很多功法都是以意领气，意念到哪里气到哪里。如果意念是顺着经络循行方向，还不会有太大问题，就怕逆着经络循行来练，这样最容易出偏差。任脉的循行是正中线从上往下的，但有些武打功夫是让气循任脉从下往上走，所以武打的人没有多少是长寿的，他可以打胜，但是不能长寿，因为他是逆生理的，不是顺着来的。意守还存在一个问题就是一些人急功近利，想迅速练成，总是用意念引领气的运行，这是非常不好的，这样做很容易出现偏差，甚至是精神的异常。那么正确的应该怎么做？就是意守一个地方，等气足了，气自动会沿经络循行，然后是气走到哪里，就意守到哪里，意随气行，这就是李少波真气运行的要领。因此，练真气运行就不会出现其他功法易导致的那些偏差，它没有逆生理的，都是顺着的，完全按照气的自然走向练习。真气一般顺着任脉从上往下走，到了下丹田再经过会阴，上行督脉。但是有些人的真气直接从带脉走向督脉，不经过会阴，那就顺着气的方向守督脉，不是非要让气经过会阴再到督脉的。因为人与人之间确实存在生理上的差异，曾遇到过直肠癌术后的练真气运行的人，他在练的过程中，气就是直接从腰部向两侧后方至督脉，不往下腹部走，他那里的经络就不通。在这种情况下，仍然遵循气到意到，意随气行。练功之所以会出现问题，最核心的就是以意领气，不按气的正常运行规律，有意的去干扰它，就会出偏。

鲁：气功里面有很多真的，也有很多假的，而这些假的害了真正的气功。

贾：之所以出现这种乱象，就是有些人心术不正。心术正的人是将气功做学问，心术不正的人就想通过气功来骗钱。当你学某个东西的时候，首先看看是什么人教的。我是非常佩服李少波老师的，通过跟李老的接触，知道他临床医术很好，还会针灸点穴。但最终他把关注点全放在了真气运行上。在他101岁的时候，我专门去甘肃听了5天的课。李老讲的很多东西，我当时都不敢相信能治病。比如点穴，都不需要多大力量，不需要多长时间，就可以起效，学校从来没有教过这些。还说到六字诀治病健身，很难相信念六个字就可以治病健身。等我照老先生说的要领练完，才体会到这些东西的好。因此，回来之后，我就把老先生传授东西在临床上应用验证，发现验证的每一个效果都很好，最后，把老先生传授的内容整理成书稿交给出版社。今天上午你们看到的那个病例用的就是李少波老师传授的针筋法，针下去立即就见效了，效果是立竿见影的。李老师的真气运行法谁做都是一样的结果，他的东西是实实在在的，一点都不夸张。如果我不是偶然的从怀疑而进入气功领域，我也很难相信它的好。包括气功发放外气，能不能发放外气我都知道，因为我都做过，我都给别人发放过外气，而且真的是有外气。当时我找了两个同学，用我的食指中指对着一位同学的合谷穴，离穴位一寸远。我怕是我的错觉影响结果，我不做任何提醒，让同学说他有什么感觉。当这个同学感觉到像火柴头烫了一下时，我同时感觉到我手指有一股热流释放出去。所以，我观察到确确实实是有外气存在，而且发放者和感受者感觉到的性质也一样。如果说你觉得是热气，他感觉到的是凉气，这个就需要怀疑了。况且是同时同性质的，你就不会去怀疑这个事情了。另外一个同学我也是对着他的合谷穴发放外气，结果把他的手阳明大肠经给激活了，他明显感觉到有一股气沿着大肠经循行到肩关节。从这里我知道了发放外气调理经络是可以实现的。后来在我的影响下，我们好几个同学都在练真气运行，结果有个同学的气过了任脉之后，到腰阳关就走不动了。当时，我已经练了很久了，而且有探索外气发放的经验，在他练功的时候，我在他背后沿着督脉发放外气，引导他的气上行，结果他的气就通过了腰阳关，因此，气功的外气确实是存在的。外气到底是什么呢？有人研究觉得是红外线。这是可以理解的，我们每个人周围都有红外的辐射场。但是怎么来集中红外辐射场，并从某个地方发放出去，或者是让某处的红外辐射场最强，这是需要我们人来调整的。通过调节，可以做到让红外辐射从一个地方出去，这是从红外线角度考虑外气现象。还有生物体的电磁波动呢，生物电磁能不能在意识的控制下，产生定向的发射呢？从理论上讲应该是可以的。我就是这么一点点地体验过来的。我对中医为什么那么深信不疑，是因为我把每一个我怀疑的东西都检验了一遍，对中医的坚定信念是来源于我的实践。

第十五章 养生与防病——不生病的学问

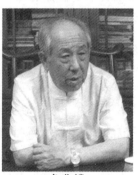

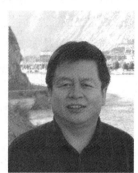

鲁兆麟　　　　　　　　　贾海忠

一、养生的最终目的

贾：今天我们谈养生与防病，现在通俗说是养生与保健。现在经常将养生与保健合在一起，简化成养生了。实际上养生和保健还是有区别的，养生是养我们内在的协调，保健大多数是从外在来调理。传统中医都很重视这两方面，具体到养生的观念以及养生的最终目标，鲁老师您给我们谈谈。

鲁：最终目标就是两句话"活得舒服"和"活得长"，看病就是为了活得舒服，活得不舒服就生病了。中医病的概念以症状为中心，咳嗽、胸闷、腹泻等都是症状，不能认为以症状命名就不对。现在西医病名非常多，将近七千个病名，一个医生将这些病名记住就很不容易了，所以西医没有大内科专家。中医诊断疾病的方法和西医的诊断方法也不一样。

贾：由于西医的发展，西医的教育占了主流地位，中医已经被排挤到从属的状态了，很多人对中医已经不了解了。刚才您提到中医治病的两个目标"活得舒服"和"活得长"，不舒服就是病，没有人觉得身体舒服还来看病的。人不怕活的时间短，就怕活着受罪。谈到养生观念我们首先要知道中医讲的病就是身体不舒服。怎么解决不舒服或者避免不舒服，避免不舒服就是养生保健。古人还是以养生为主的，《黄帝内经》第一篇"上古天真论"、第二篇"四气调神大论"就是关于养生的。传统中医对养生的认识是放在第一位的，现在的人都是把治病放在第一位的，人们在健康观念上已经分不清主次了。那么养生和保健给我们带来的益处都有哪些？当人们把病积攒到一定程度再去治疗，不仅是受罪的时间长，而且花费也是很高的，就像是一个建筑物，要是经常维护，每次维护的代价并不大。当它快要彻底毁了的时候，你再去维护它，那就需要投入巨大的财力物力，甚至到最后就只能重建。但是人体不能重建啊，所以，养生还是低投入、高回报的一个措施，应该把养生保健提到一个非常重要的地位上来。

二、养生最重要的是什么

贾：中医的养生理论很多，最有代表性的理论，您给我们介绍一下。

鲁：养心、养神最重要，所有的长寿老人没有一个是脾气很暴躁的。养生和运动没有必然关系，有的人一辈子不运动活得也很长。跑步、游泳、太极拳等运动都可以让气血通畅而使人长寿，不活动的人平时保持心平气和，也可以健康长寿，养生的核心问题是养心、养神。经常着急生气的人肯定身体不会好。如果什么事情都想得开，身体自然就好。心平气和是养生的第一关键。其次是适度运动，每个人的活动量和活动能力不一样。要根据自己的身体状况来安排适合自己的运动方式和运动量。齐白石很长寿，他就是一辈子画画，也没有其他的锻炼。画画时要求心神安定，所以他就能长寿。过去的中医大夫需要具备琴棋书画的能力，这些都能让人保持心平气和的状态。下棋可以让人动脑筋，防止老年痴呆。如果天天看电视，什么也不思考，年纪大了肯定会痴呆。曾经有人对退休人员做过一次统计，退休 5 年以上的人有近 30% 都老年痴呆了。

贾：鲁老您说的养心确实很重要。人要是得了老年性痴呆，很快各方面就都不行了，包括连抗感染能力都很弱，所以，养心的重要性在中医养生里面应该放在第一位的。《黄帝内经》讲"美其食，任其服，乐其俗，高下不相慕"已经明确地说明养心的重要，这部分内容真的是应该挖掘出来讲的。现代的教育让人们的评判体系出了问题，都关注名利、成就了，从来不把心平气和叫做成就，从来不把健康长寿认为是成就。人生观价值观不一样了。以前都觉得健康长寿、安度晚年是幸福的一生，现在强调要老有所为。但如果说你老有所为是心情舒畅地去做事，那还是提倡的。但是如果确实做不到了，还要强调老有所为就不对了，就不符合养生的观念了。按照兴趣去做事情会比较好，人在年轻的时候会被安排做事，不能随心所欲做自己爱好的事情，到年纪大了，才有时间去做喜欢做的事情，包括有些老中医到退休了才有时间系统地学习《黄帝内经》，系统地学习古代经典。在工作岗位上的时候，天天为了论文、职称等事情忙，根本没有时间潜心学习。作为中医工作者来讲，应该要告诉人们什么是正确的养生。刚才鲁老提到古人的养生方法是琴棋书画，琴棋书画可以把人的心态调整到平和的状态，无论哪项都不是让大家去比赛，都是自得其乐。现在很多人就不是这么想的，都想胜过别人，因此没有起到调心的作用，反而是徒增烦恼，不利于养生。中医讲"心为五脏六腑之大主""主明则下安，主不明则十二官危"。首先要调心，心主神明，心藏神，那么我们要调神。现在人们认为的养生保健都是吃点什么就能长寿，实际上根本谈不上是养生，只不过是有保健意识。本来是热性体质的人，还要吃壮阳的，那连保健的目的都达不到。现在不是讲养生的人方法有多大问题，而是追求养生的人太盲目。

鲁：你看现在上养生堂讲课的有名的医生非常多，上完节目后门诊量剧增。很多人听完他的讲课都觉得自己也有这些问题，就对号入座，自己调理一段时间，实在不行了，就去找那个医生去了。一上午要看四五十个病人，经常看到下午一两点钟，这样看病把医生给累坏了。医生很辛苦，病人也得理解医生的辛苦状态。

三、如何养心

贾：是的，这个我是有体会的。咱们强调养生的关键是养心，那么具体应该怎么养心呢，采取什么措施？您刚才提到的"患者要理解医生"，其实这就是养心。不光是患者理解医生，而是生活在这个世界上的每一个人都要站在其他人的角度去理解发生的问题，这就是换位思考。换位思考了就能理解，理解了就不会烦恼，烦恼少了就达到了养生的目的，这是养心的方法之一。还有其他方法，比如读圣贤书，圣贤书讲的东西都是让大家好的，这本身就是一个养心的办法。您觉得还有其他什么方法？

鲁：你刚才说的换位思考很对。我当过研究生部主任，我就经常说"站在我的角度，这个问题你们会怎么回答"。有的学生硕士论文、博士论文没通过，有的鞠躬，有的甚至磕头来请求通过。这结果不是我一个人定的，而是答辩委员会的决定，我只是代表宣布结果的，而且这与自己平时的努力和付出有没有到位关系很大，首先要从自身找找原因。

贾：换位思考是个非常有效的养心的办法，再就是读圣贤书。再一个就是要多接触好人。我说的好人是指能与大家和平相处的人，他看问题比较全面，你受他的影响也会慢慢变成能与大家和谐相处的人，这样自己的心态也就变了。另外，要讲社会奉献，以奉献为主，索取为其次，这样就很少有烦恼。因为你有能力你才能讲奉献，比如说我现在要拿出多少钱来，我必须是口袋里有才能拿出来，我拿出钱来并不感到多难受，多不容易。如果口袋里没有钱，那么就表示没有，没有也不会多难受。如果说自己需要一百块钱，但是只有三十元可以用，就会不高兴。虽然是多得三十元，但还是会不高兴，觉得少了。实际上多去关心别人，就会起到非常好的养心作用。养心的方法还有静坐，但作用不会很大，真正的养心还是观念的转变，而不在于形式，观念正确了就能够养心。还有就是人的追求不要太多，"顾两兔，必全失"，哪个都抓不住，那就会更烦恼。人生要专心致志地去做你已经做好的选择，就像我们学医的就琢磨怎么看好病就行了。专心致志地做事就没有烦恼了，没有烦恼就健康长寿了。

鲁：其他的事情可以了解，了解那些与自己做的事情相关的东西就行了。

贾：另一个养心的要求就是我们的行为要符合社会的公德。因为当你的行为不符合社会公德的时候，就损害了他人，损害他人自己就不能安心。用社会公德来规范自己，规范自己其实不会难受。我家里养着一条鱼，我有时候想假如这条鱼觉得鱼缸空间太小想跳出去的话，可能就会死掉。现实给你多少空间就在里面踏实生活就可以了，跳出去就是死路一条。所以，不要理想远大到要跳出鱼缸，一定要在你能活着的条件下生存，这说的就是要遵守一定的规范。现在的教育对整个传统文化的冲击比较大，人们的道德观念已经受到了很大的挑战。在这样的情况下我们怎么样来养心？我觉得遵纪守法也是养心。做杀人越货、走私贩毒的事还想得到安宁是不可能的，更不用说五脏六腑的协调。具体养心的措施很多，但是大体上就是这些原则，如果你能做到，应该说心会比较平和、宁静了，五脏六腑就协调了。

鲁：再说说饮食，现在很多人吃东西铺张浪费，而且还喜欢吃稀少的东西，有很多疾病都是吃出来的。其实一个人活着可以非常容易，营养摄取的够了就行。现在的人们总想着多吃点好的补身体，其实营养多了也不是好事，高血脂、高血压、高血糖的病人越来越多，过去哪里有这些疾病，高血压都很少见。

贾： 鲁老又引出养心更深层次的一个观念，就是你要知道自己的一生需要多少东西，自己需要的并不多。既然不需要那么多，那想拥有那么多有何用？所以说不要起贪念，不起贪念就会愉快，所有的痛苦都是从贪念开始的。这是佛教讲的五毒"贪嗔痴慢疑"的贪，贪是祸根。当你没有贪念的时候，生活就没有痛苦。另外，就是不要随便对人产生嗔恨的心，总是对人愤怒、嫉妒，这些对自己没有什么好处。当你对别人不好的时候，你自己也不会愉快的。平时说话要让人感觉愉悦，哪怕是批评的话，也要让人听着顺心。人各有所长，不能自己有某项特长就觉得别人不行，傲慢之心会造成你的心不安，你瞧不起别人，别人也会瞧不起你。还有就是不要无端猜测，起疑心害人害己。比如说你在宿舍里丢东西了，就怀疑其中一个人。当你怀疑别人的时候，你的心里就会有对他的愤怒。被怀疑的人不一定受什么影响的时候，你自己已经开始心不安了。只要把我们内在的"贪念、愤恨、愚痴、傲慢、多疑"这些不良心态去掉，善于沟通，善于换位思考，这样心就平静了。

鲁： 这样的话就能实现胡锦涛同志说的"和谐社会"了，人的心态平和了。如果全世界人民都能这样，那么就世界和平了。

四、衣食住行与养生

贾： 刚才咱们讲了养心。在现在所有的养生措施中，最终都是跟养心分不开的。您再给我们聊聊通过衣食住行怎么来养生吧。

鲁： 每个人有自己的饮食习惯，不要轻易改变。因为这些习惯都是适应当地气候、自然环境慢慢形成的。到底什么是养生的饮食标准？没有唯一标准，每个人都有自己的标准，这个标准是成长过程中形成的。曾经有专家在养生节目中说一个人每天需要盐多少、糖多少、脂肪多少等，我开玩笑说按他说的要求去吃饭，我们肯定找不到饭吃。为什么？不知道他说的含量标准是指熟的米饭还是生的米？饭菜吃进肚子后，肠胃的吸收功能又不一样，最后排出的糟粕也不知道多少，没法定量。有那么多未知的东西，怎么可以定唯一的饮食标准呢？

贾：鲁老您提到的这点非常好，讲得非常通俗易懂，又很深刻。现在的人就把这个当科学，其实这是违背真理的。像这样讲养生的人，可以问他是不是自己每天按这个标准吃的。如果他自己都不这么吃，那让别人怎么按标准吃。您刚才提到一个大家都不太注意的习惯问题，只要不是不好的习惯，一般不要轻易改变一个习惯。可以适度改变，可以循序渐进地变化，不能够一下子就转变。为什么提这个问题呢？你看有些长期运动的人，突然不运动后会很快长胖、体力下降，整体状况会更差。抽烟的人突然不抽烟，也会胖。抽烟的人突然戒烟会心态不好，心态不好的话，整个身体的状况就变差了。就像是平常一直有个好朋友，突然没了这个朋友就会很难受。已经养成抽烟这个不良习惯的，需要慢慢改变。如果年纪太大的，我在临床一般就不劝他们戒烟了。如果是年轻人，我是建议慢慢戒烟的，年轻人适应能力也强。对于习惯的改变我非常赞同鲁老师的观念，要慢慢改变。关于饮食习惯，我也有这样的感觉。一旦吃到小时候吃过的东西就会感觉非常好吃，虽然别人吃起来不一定觉得好吃，但是自己会觉得很好吃，而且吃了不会觉得难受。成长中的饮食习惯已经在我们胃肠等生理上打上了深深的烙印，所以一般不要做巨大的改变，不能别人说什么好就吃什么，还需要因人而异。另外，还有的人一听说吃什么东西不好，他就会严格限制，这样也不对。我们门诊有个老太太是高血压，听电视上讲高血压病人要限盐，她就严格限制盐的摄入，结果导致血钠降到 120mmol/L，比正常人低 15 个单位，但血压也没降下来，比原来更高。我告诉她限制不能太严格了，让她必需吃盐，再配合上药物，最后就都改善了。这就说任何事情都是过犹不及，不能无限制往下压。因为高血压不是机体盐多一个原因导致的，可能是其他原因，如果体内盐含量过低，机体又会自己调节，使血压升高，保证其他地方需要。这样的观念要改变，不能听说什么不好，就坚决不用。因为不能判断是不是由于盐多引起的血压高，如果是盐多引起的，那么减少盐可以帮助降压，如果不是盐多引起的，限盐反而对身体不利。在你搞不清楚的情况下，可以尝试着某个方法，但是不能太严格，可以慢慢来，可以循序渐进地调整。这也是养生的一个观点。

我们现在的养生观念有很多是错误的。现在讲养生都是这样的，讲高血压养生时关注高血压，讲肥胖养生时关注肥胖。人们一开始听养生课还知道怎么做，听到最后就不知道怎么做了。之所以出现这样的状况是因为大家对养生没有一个正确的指导思想。人们不知道人是一个有机的整体，不知道怎么去追求和谐，只是知道去追求某一个方面。这是养生领域里非常严重的错误。

鲁：这就是中医常说的阴平阳秘，整体的和谐是这样的，各个脏腑也是要阴平阳秘。比如肺的宣发与肃降，心的主血脉和藏神，肝的疏泄和藏血，肾的气化和藏精，脾升胃降，这些都是强调阴阳平和。

五、气功与养生

贾：还有就是气功养生，除了调心之外，最主要是"调息"。调整呼吸对养生有什么作用？呼吸本身可以调神，虽然神可以调整呼吸，呼吸反过来也能调神。心为五脏六腑之大主，就是说心管着五脏六腑，那么五脏六腑反过来也管心，即五脏六腑皆可以调心。呼吸是养生更重要的一方面，在气功养生里调息是最重要的。李老（李少波，下同）告诉我要注意呼气，我一开始不能明白，为什么注意呼气，注意吸气不可以吗？李老说注意呼就够了，吸气时自然就会吸的。注意呼气可以使心宁静下来。当一个人要生气或者是进入愤怒状态时，他肯定是吸气，而不是呼气。吸气的时候可以把精神调动起来，呼气就正好相反，呼气会使人静下来。李老说真气运行简化成一个字就是"呼"。只要注意力在呼气上，这个人就会非常宁静。我们门诊遇到过这样的病人，在候诊的时候心慌、烦躁不安，我让她去做心电图，她说心慌的上不了楼，我就让她坐着数呼气，数五分钟，五分钟后她心就不慌了。呼气的作用就是这么大，这么快。这是用来静心的很好的办法。

六、运动与养生

贾：养生方法还有太极拳、形意拳等各种拳术，尤其是太极拳，它是我们保持心身协调统一的非常好的办法。但是太极拳要是没有高人的指点，基本上就是花架子。真正的太极拳讲究"圆"和"转"，每个动作都是圆，画圆就能锻炼身体的每个部位。真正要达到很高的水平还是需要日积月累的锻炼才行，关键是功夫。所以，养生也是这样。不能说只知道理论，关键是做。习惯就是天天做，慢慢养成的。那么，怎么吃饭才能养生呢？

七、饮食与养生

鲁：吃饭也是这样，饮食习惯不要轻易改变。

贾：我为什么要提出饮食如何养生这个话题呢？因为我们经常会看到一个现象就是一旦发现哪里有百岁老人或者长寿老人特别多的地方，就会有人去研究他们吃什么，然后大家都模仿他们，吃相同的东西，希望达到养生的目的。其实这是不合理的。首先人家从小就是这么吃的，比如广西巴马的长寿老人，他们是一辈子都在那个环境中的，从小就是那样的生活习惯。现在的人到处找长寿经验，然后每种都试试。吃什么可以长寿是养生的一个方面，但是不能太强调。现在养生节目讲的都是关于食物，因为这些养生措施好讲也好落实，符合人们懒惰的心理。我有个朋友说我都不用看养生堂的节目，只要我一进厨房就知道养生堂讲什么了。因为他母亲天天看节目，讲什么食物就去买什么。这些肯定不是养生的好方法，违反了养生的基本原则。在细枝末节上太讲究，把自己弄得很累、很辛苦，还长寿不了。还有就是吃饭的量要掌握好，已经够了就不要再吃了。

鲁：还有就是到吃饭的时候感到肚子饿了，这说明上顿的量是合适的。

贾：这就是我们临床上常遇到的，肥胖病人说自己整天都不想吃饭，没有饿的感觉。病人以为自己是不思饮食，生病了。这样的情况不能给他健脾开胃，这是吃多了的表现。这样的病人就需要少吃。少吃也要慢慢来，因为饿得太厉害了，下顿就会变本加厉，吃得更多。每个人的饭量都是不一样的，要因人而异。每次吃饭前如果有饿的感觉了，说明上次吃的是合适的。如果还没到吃饭时间就饿了，那说明吃少了。如果吃饭时间到了还不饿，说明吃多了。掌握好这个原则就可以了。

鲁：这是自我感觉，找到适合自己的量。不能规定吃多少，每个人都不一样。

八、睡眠与养生

贾：有的人仔细到每次做饭都要用天平称一称，这哪是养生啊。除了饮食的养生，还有睡眠的养生。睡眠对人来说非常重要，比吃饭都重要。可以两三天不吃饭，但不可以两三天不睡觉。那么怎么样才能睡好呢？

鲁：老百姓都知道要睡子午觉，晚上睡觉时间不要晚于12点，中午在12点左右最好能休息一下。

贾：睡觉方面从养生的角度看，也不宜刻意追求。如果有人把睡觉特别当回事，那他的睡眠反而不会好。比如说我们强调睡子午觉，12点以前睡觉会比较好，比较容易睡着，这是规律。但是也不要强调太多。不然有些人一看过了12点，心理就认为睡不着了。对于睡眠不要有多大的追求目标，一般情况下困了就睡，天亮就醒。要顺其自然，白天困了也可以随时睡一睡。还要强调尽量与自然一致，不能白天睡觉晚上不睡。因为人也是自然界中的动物，而且还是昼行动物。晚上尽量不要看刺激性的东西，要早点休息，睡前尽量不喝咖啡和茶。

鲁：但是我晚上不喝茶睡不着觉，这是从小养成的习惯，是特殊的情况。小时候我奶奶天天沏茶，我就没有喝过白开水。

贾：鲁老，您从小就培养了一个抗茶叶兴奋的能力。

鲁：我喝多少咖啡、茶都可以睡着。原来上海中医学院有个人喝酒非常厉害，喝多少都不醉。这个人后来胆囊有问题了，需要手术摘除，结果麻醉药对他都不起作用了。

贾：这种长期饮酒的人，肝脏的解毒能力非常强，药物代谢也非常快，会存在这个问题。说到这儿，谈谈有关睡眠和酒的关系。对多数人来讲，睡前稍微喝点酒，尤其是葡萄酒有好处。临床上遇到打鼾的人，喝完酒打鼾会更厉害。研究表明酒可以助眠，但不是所有的人都这样，可以试试，不行就不要硬喝酒。另外，作息要想与自然界的昼夜变化保持一致也有办法，一般来讲喝茶、喝咖啡可以让人兴奋，保持精神，可以白天喝茶、喝咖啡，晚上就别喝了，晚上可以喝一点点酒，这样就渐渐形成了昼夜节律，慢慢的不喝这些东西也可以保持好的节律。如果已经养成这样的习惯，坚持下去也没有什么不好。睡眠养生要顺其自然，可以借助这些办法，尽量与自然界保持一致。

九、房事与养生

贾：养生中有关饮食和睡眠我们都讲了。还有一个需要讲，就是有关房事的问题。鲁老，咱们中医是怎么看这个问题的。

鲁：朱丹溪提出"阳有余，阴不足"，房事过多会伤阴精。尤其老年人阴更虚了，相火就容易动了。朱丹溪是理学家的学生，他的老师是许谦，许谦又是朱熹的弟子。朱丹溪39岁才开始学习中医，但是他哲学基础好，学起来容易些，过去有句话叫"秀才学医，笼中捉鸡"。中国的很多大文人都懂医，苏东坡有个《苏沈良方》。《红楼梦》里面的方子都是有道理的，因为曹雪芹的文学和医学底蕴很深。可是我们现在的医学生毕业了都不一定能看懂张元素写的《医学启源》这本书，《脾胃论》也很少有人看，说明现在的医学生对中国传统文化重视不够。《医学启源》是张元素写给弟子李东垣的入门书，我大学毕业了都看不懂，看着费劲。

贾：当时入门的书现在都看不懂，其实对当时的人来说应该很容易看懂。

鲁：我跟任应秋老师学习时间最长，一开始不明白任老师为什么要校对《医学启源》这本书，后来知道是想宣传中国传统文化。现在的中医大多中国文化底蕴不深，传统文化被丢掉得太多。现在西医对人们的影响非常大，但如果是讲养生，西医就没有什么可讲了。

贾：这是一个特点，谈治病西医有很多办法，谈到养生西医就没什么内容了，顶多就是营养学。营养学的内容还是生活中没法落实的。

鲁：中医养生有非常多的东西可以研究，可以深入挖掘。我希望继承任老师的遗愿，把《医学启源》这本书再诠释一遍，争取在任老师百年诞辰时献上。

贾：关于房事方面的养生，中西医差异很大，西医认为的精是可以化验出来的，但是中医认为的精又是什么？

鲁：这正是我准备做的事情，我已经在写"中医气的诠释"，写完后再写"中医精的诠释"。中国人是怎么认识"精"，肾精是什么，五脏六腑的精又是什么。要从文化的角度来理解"精"。人身三宝"精气神"，精、津、血统称为广义的精，是生命活动的基本物质。气也是生命活动的基本物质，精和气可分又不可分。看得见的叫精，看不见的叫气。人身以精构成，皮肉、毛发、五脏六腑是可以看见的。精里运行的东西都是气，气是第一位的，血不是第一位的。《管子·内业》篇"精者，气之精者也。"管子是研究精气学说第一人，精就是气，气就是精，精、气是生命的根本。精和气严格来说不可分开，中医基础理论没有把精气讲清楚。

贾：中医讲的保精全神的养生保健理念，精不是单指可以看见的精液。

人是以精气为本，房事不仅仅是丢失了精液，而是伤了全身的精气。人天生的性能力不同，有的年轻就不行了，有的老了还挺棒，所以房事养生方面应是量力而行、适可而止。

鲁：有的老年人到了七八十岁房事方面还可以，这样的老人一般来说都长寿。

贾：在临床上一般老年人来看的都是前列腺增生、肥大等问题，也有些想看阳痿的问题，说明在这方面还有要求。有些年轻人都没有这方面要求，所以房事养生不能千篇一律，都按一个标准来。

鲁：中医提出"精气神"三者可以相互转换，精可以化为气，气可以化为精，精气可以生神，神又可以主宰精气。从阴阳学说角度说，精有阴精、阳精，气有阴气、阳气。精气两者中气属阳，精属阴。

十、养生从何时开始

贾：鲁老在整个讲课过程中始终贯穿"一"的概念，既然面对的是人，就永远把他当"一"来看待，不能总是分开看待。只有在解剖尸体的时候是可以分开来看的，活着的人就不能把身体分开看待。现在看养生节目的都是老年人，年轻人都不看。那么养生应该从什么时候开始，不同年龄段应该怎么注意，鲁老您提个建议。

鲁：在年纪小的时候就要先培养他们良好的生活习惯，随着知识程度加深，可以接触中国传统文化。

贾：鲁老的观点比较有远见，不能等年纪大了才想起养生。养生要从娃娃们抓起，就是孩子们的良好习惯父母要从小培养，培养他们如何与别人相处，告诉他们吃什么好，什么不好，这些习惯要从小养成。如果父母不具备这个能力，父母要学习，再教育儿童。另外，站在社会的角度，我们可以做一些儿童喜闻乐见的动画片，毕竟父母的教育是有限的，它取决于父母的自身水平。养生还是要从娃娃抓起。临床上常遇到不好好吃饭的小孩，经常吃零食，影响发育。前段时间遇到一个18岁的女性病人，月经很长时间没来，平时就是不好好吃饭，经常吃零食。让她停零食，恢复正常饮食，再配上中药，两三个月后月经就来了，所以养生从娃娃抓起对于整个民族来讲是必要的。从观念上改变，从小就要养心。

鲁：要从小养成好习惯，过去有句话"要得小儿安，三分饥与寒"，不怕小孩子饿，小孩只有撑着以后生病的。也不要给小孩穿太多，小孩子经常活动，穿多了容易出汗着凉。

吃撑了就导致食积，食积就化热。热了再加上活动就更容易出汗，出汗就容易着凉。中医有句话叫停食着凉，不停食就不会感冒。治疗小儿停食着凉的感冒先处理停食的问题，把内火去掉，再治疗外感的问题。

贾：好，关于养生的主要内容我们已经聊差不多了，今天就到这儿。